Abirami Jeevagan
Prakash PSG

Ligação entre a menopausa e a doença periodontal

Abirami Jeevagan
Prakash PSG

Ligação entre a menopausa e a doença periodontal

Colmatar o fosso entre a menopausa e a doença periodontal

ScienciaScripts

Imprint

Cover image: www.ingimage.com

This book is a translation from the original published under ISBN 978-620-8-11617-0.

Publisher:
Sciencia Scripts
is a trademark of
Dodo Books Indian Ocean Ltd. and OmniScriptum S.R.L publishing group

120 High Road, East Finchley, London, N2 9ED, United Kingdom
Str. Armeneasca 28/1, office 1, Chisinau MD-2012, Republic of Moldova, Europe
Printed at: see last page
ISBN: 978-620-8-16013-5

LIGAÇÃO ENTRE A MENOPAUSA E A DOENÇA PERIODONTAL

Índice

Resumo:

A menopausa é um processo biológico natural que assinala um marco significativo na vida da mulher, caracterizado por alterações irreversíveis nas funções hormonais dos ovários. Ao longo dos anos reprodutivos da mulher, os estrogénios exercem efeitos reguladores em vários órgãos e tecidos, ligando-se aos receptores de estrogénios. Estes receptores estão presentes não só no útero e nas glândulas mamárias, mas também em diversos locais como a uretra, a vagina, o cérebro, as células cardíacas, a mucosa oral, a laringe, os tecidos periodontais, entre outros. A deficiência de estrogénio durante a menopausa pode levar a alterações patológicas em qualquer um destes órgãos, incluindo o periodonto.

Abreviaturas:

1.	ALN	Alendronate
2.	BMU	Basic Multicellular Unit
3.	BRU	Bone Remodeling Unit
4.	BMD	Bone Mineral Density
5.	GCF	Gingival Crevicular Fluid
6.	HRT	Hormone Replacement Therapy
7.	IL-1b	Interleukin 1 Beta
8.	IL-6	Interleukin 6
9.	OP	Osteoporosis
10.	OPG	Osteoprotegerin.
11.	PM	Post menopause
12.	PAMPs	Pathogen-associated molecular patterns
13.	PMN	Polymorphonuclear Neutrophils
14.	PMNL	Polymorphonuclear Leukocytes
15.	RANK	Receptor activator of nuclear factor-kB
16.	RANKL	RANK Ligand
17.	TGF	Transforming Growth Factor
18.	TNFa	Tumor Necrosis Factor alpha
19.	TNFb	Transforming Growth Factor Beta
20.	WHO	World Health Organisation

Introdução:

A periodontite é uma patologia amplamente prevalente que afecta a cavidade oral a uma escala global. A periodontite é uma doença comum com uma taxa de prevalência de 17-82%. O seu tipo grave tem uma taxa de prevalência de 4-21% em diferentes comunidades[1]. Esta doença representa um desafio significativo para a saúde pública devido à sua ocorrência generalizada e às suas potenciais consequências, incluindo a perda de dentes e a incapacidade. Pode afetar negativamente a função mastigatória e a estética, contribuir para a desigualdade social e diminuir a qualidade de vida em geral. É um contribuinte notável para o edentulismo e a disfunção mastigatória, resultando em despesas substanciais com cuidados dentários e uma influência negativa plausível na saúde geral. A periodontite é caracterizada como uma condição inflamatória que afecta os tecidos que suportam os dentes, desencadeada por microorganismos específicos. Isto leva a uma rutura gradual do ligamento que suporta o dente e o osso que o rodeia, acompanhada pelo desenvolvimento de bolsas à volta do dente, bem como pela recessão do tecido gengival, ou ambos [2]. A redução da produção de estrogénio tem sido associada a um aumento da perda óssea alveolar e da perda de dentes.[3]

A grande maioria das doenças periodontais surge devido a infecções polimicrobianas em que coexistem grupos distintos de bactérias patogénicas [4]. A periodontite tem origem em múltiplos factores, sendo principalmente causada por bactérias patogénicas como a Porphyromonas gingivalis e a Aggregatibacter actinomycetemcomitans. [5] A doença periodontal está associada a vários factores de risco, incluindo alterações hormonais nas mulheres, como a menopausa, que contribuíram para a deterioração periodontal e a osteoporose nas mulheres. As mulheres que atingem a menopausa numa fase precoce são mais propensas à osteoporose do que as que atingem a menopausa numa fase mais tardia. [6] Baxter referiu que aproximadamente um terço da população feminina sofre de osteoporose, o que leva a uma diminuição da densidade óssea, afectando subsequentemente a força e a massa do osso. [7] O equilíbrio do fosfato de cálcio é perturbado devido à redução da absorção de cálcio e ao aumento da excreção de cálcio atribuído aos baixos níveis de estrogénio. Este desequilíbrio é particularmente pronunciado na região mandibular em comparação com a região maxilar.[8] Por conseguinte, o impacto da menopausa na saúde periodontal tem suscitado uma maior atenção no que respeita à estabilidade da estrutura óssea alveolar. A cavidade oral compreende numerosas estruturas anatómicas com diversas funções, constituídas por tecidos moles e duros, que facilitam uma vasta gama de actividades. O revestimento mucoso da cavidade oral apresenta elevada sensibilidade a estímulos mecânicos e químicos, tornando as afecções desta região particularmente incómodas e penosas para os pacientes. Estudos sugerem que cerca de 43% das mulheres pós-menopáusicas sentem desconforto oral[9]. A doença periodontal está associada a numerosos factores de risco, que podem ser classificados como modificáveis ou não modificáveis.[10] Estes factores incluem microrganismos, consumo de tabaco, diabetes mellitus, doenças cardiovasculares, condições induzidas por medicamentos, stress, obesidade, distúrbios hematológicos, resposta do hospedeiro, gravidez, flutuações nas hormonas femininas e osteoporose.[11] Destes factores, as hormonas sexuais têm sido propostas como moduladores significativos que podem ter impacto no desenvolvimento de doenças periodontais.[12] As principais hormonas sexuais que afectam o periodonto são o estrogénio e a progesterona. Estas hormonas têm efeitos notáveis em vários sistemas de órgãos[13]. As hormonas são moléculas reguladoras especializadas que governam processos como a reprodução, o crescimento, o desenvolvimento, a manutenção do equilíbrio interno e a produção, utilização e armazenamento de energia.[14]

As alterações nos níveis das hormonas sexuais femininas estrogénio e progesterona são responsáveis por diversas alterações fisiológicas nas mulheres durante fases específicas do seu ciclo de vida. [15] Estas alterações não só têm impacto noutros sistemas corporais, como também exercem um efeito notável nos tecidos orais, como evidenciado pela presença de receptores de estrogénio e progesterona na gengiva, nas fibras periosteais, nos fibroblastos dispersos na lâmina própria, bem como nos fibroblastos e osteoblastos do ligamento periodontal. Isto demonstra a influência direta das hormonas sexuais nos tecidos periodontais.[16] O pico da função ovárica ocorre tipicamente antes dos 30 anos de idade, após o que diminui gradualmente. A indicação inicial desta transição, que pode começar nos quarenta anos, manifesta-se como uma diminuição do fluxo menstrual, levando subsequentemente à ausência de períodos. [17]

A menopausa é uma fase inevitável vivida por todas as mulheres, que marca a conclusão dos seus anos reprodutivos. Após esta fase, muitas mulheres passam aproximadamente um terço da sua vida na menopausa. Definida pela OMS como a ausência de hemorragia menstrual, que ocorre normalmente entre os 45 e os 55 anos, esta paragem natural da menstruação durante pelo menos 12 meses consecutivos não é considerada uma condição patológica. [18 19 20]

A redução dos níveis hormonais de estrogénio, resultante da cessação da atividade endocrinológica dos ovários, desencadeia vários processos sistémicos no organismo da mulher, conduzindo aos sintomas indesejáveis que se verificam habitualmente durante este período. Os receptores de estrogénio estão presentes na mucosa oral e reconhece-se que as alterações nos níveis hormonais influenciam diretamente o ambiente oral.[21] Investigações anteriores indicam que as mulheres passam por períodos de flutuações hormonais ao longo da vida, incluindo a puberdade, a menstruação, a gravidez e a menopausa, que estão associados ao desenvolvimento de doença periodontal. [22] [23] Após a interrupção da influência protetora das hormonas estrogénicas na parede dos vasos sanguíneos, as mulheres podem desenvolver condições como afrontamentos, suores noturnos, anomalias lipídicas e uma maior suscetibilidade à doença arterial coronária. Para além disso, podem apresentar sintomas físicos e psicológicos, incluindo perturbações do sono, irritabilidade, ansiedade e depressão. Existe uma associação notável entre o aumento dos sintomas psicossomáticos e um estatuto socioeconómico mais baixo entre as mulheres, independentemente da idade, raça, estado da menopausa ou utilização de terapia hormonal. [24]

As doenças da mucosa oral exercem frequentemente um impacto emocional significativo nos doentes afectados. A exacerbação de problemas orais incómodos durante a menopausa está associada à ativação do sistema nervoso autónomo desencadeada pelo stress emocional crónico. Embora os sintomas gerais sentidos pelas mulheres durante a menopausa estejam bem documentados, a sensibilização para o potencial impacto das alterações hormonais no desconforto oral continua a ser relativamente baixa. Reconhecer a importância da sensibilização para a saúde oral durante a

transição da menopausa é crucial para mitigar os inevitáveis desconfortos resultantes das flutuações hormonais.
As mulheres pós-menopáusicas enfrentam desafios de saúde oral mais acentuados em comparação com as suas homólogas pré-menopáusicas. Genco e Grossi sugerem que a deficiência de estrogénio é um fator de risco primário para a periodontite.[25] A falta de estrogénio resulta num aumento da produção de citocinas que reabsorvem o osso. Quando estas citocinas interagem com substâncias dos agentes patogénicos periodontais, inicia-se a reabsorção óssea. A resposta inflamatória do hospedeiro ao biofilme desencadeia mais inflamação, levando à destruição dos tecidos, à reabsorção do osso alveolar e, eventualmente, à perda do dente. Isto elucida a maior prevalência de periodontite nas mulheres pós-menopáusicas.[26]

A menopausa, marcada por uma diminuição dos níveis de estrogénio, tem um impacto notável no desenvolvimento da periodontite nas mulheres. O estrogénio é fundamental na manutenção da saúde oral através da sua regulação do metabolismo ósseo e da modulação dos processos inflamatórios. A redução dos níveis de estrogénio durante a menopausa perturba o equilíbrio da remodelação óssea, eleva a secreção de citocinas que reabsorvem o osso e aumenta a vulnerabilidade aos agentes patogénicos periodontais. Como resultado, as mulheres pós-menopáusicas enfrentam um risco elevado de periodontite, sublinhando a importância de ter em conta as flutuações hormonais na prevenção e tratamento das doenças periodontais neste grupo demográfico.[27]

A menopausa representa uma transição natural nas mulheres, marcada por uma diminuição dos níveis de estrogénio, com impacto em vários sistemas fisiológicos, incluindo a saúde oral. O estrogénio, crucial para o bem-estar oral, regula o metabolismo ósseo e as funções imunitárias nos tecidos periodontais. A redução dos níveis de estrogénio durante a menopausa perturba a remodelação óssea, levando a um aumento da reabsorção óssea e a uma diminuição da formação óssea, afectando particularmente o osso alveolar que suporta os dentes.[26]
Além disso, a deficiência de estrogénio altera a resposta imunitária no periodonto, contribuindo para uma maior inflamação e suscetibilidade aos agentes patogénicos periodontais. Consequentemente, as mulheres pós-

menopáusicas enfrentam um risco acrescido de desenvolver periodontite, uma condição inflamatória crónica que afecta as estruturas de suporte dos dentes.[26]

Compreender a interação entre a menopausa e a periodontite é essencial para uma gestão eficaz e estratégias de prevenção neste grupo demográfico. Os prestadores de cuidados de saúde devem considerar as alterações hormonais relacionadas com a menopausa ao avaliar e tratar as condições periodontais nas mulheres pós-menopáusicas. Além disso, as intervenções que visam a deficiência de estrogénio ou os seus efeitos na saúde periodontal podem apresentar abordagens promissoras para a prevenção e gestão da periodontite nesta população. Em geral, o reconhecimento da relação complexa entre as alterações hormonais e a saúde periodontal é crucial para melhorar os resultados clínicos e promover a saúde oral nas mulheres pós-menopáusicas. 28

REVISÃO GERAL

Periodontite:

A periodontite é uma doença em que as gengivas ficam inflamadas devido a bactérias nocivas que se encontram por baixo delas, provocando danos graduais no tecido gengival, nos ligamentos que suportam os dentes e no osso que os mantém no lugar. Este aumento da sensibilidade dos tecidos orais pode impedir uma limpeza oral adequada, resultando na acumulação de placa bacteriana e de cálculos acima e abaixo da linha das gengivas, o que desencadeia a resposta do organismo que conduz à periodontite.

Após cirurgias orais ablativas e reconstrutivas, a capacidade de manter uma higiene oral adequada pode ficar comprometida. Para além disso, a radioterapia após a cirurgia pode impedir ainda mais a cicatrização, agravar a inflamação e perturbar os mecanismos de resposta locais do corpo. As alterações na produção de saliva também podem alterar o ambiente bacteriano sob as gengivas, favorecendo o crescimento de bactérias mais nocivas.

Uma vez que a doença periodontal envolve a destruição do osso que suporta os dentes, representa um risco de desenvolvimento de osteoradionecrose se não for tratada em áreas sujeitas a radioterapia.

Etiologia da periodontite:

O principal fator que contribui para o aparecimento da doença periodontal é a presença de colónias bacterianas mistas nos tecidos orais. Além disso, existem factores secundários que aceleram a progressão e a manifestação das doenças periodontais.[29 30] Estes factores incluem sulcos de desenvolvimento, cálculo, placa dentária, restaurações salientes, caraterísticas anatómicas como tronco curto e projecções cervicais do esmalte, influências sistémicas, predisposições genéticas, tabagismo e stress.[31 32]
Loe et al. (1965), através do seu estudo inovador intitulado "Experimental Gingivitis in Man", validou a importância da placa dentária no início das doenças gengivais e periodontais.[33] A sua investigação demonstrou que, num

período de 7 a 21 dias após a interrupção das práticas de higiene oral, se desenvolve gengivite. No entanto, esta gengivite é uma condição reversível, com os sintomas a desaparecerem normalmente dentro de 7 a 10 dias após o restabelecimento das medidas de higiene oral.

Investigações subsequentes de Theilade et al. (1966) forneceram mais informações sobre a dinâmica microbiana subjacente a esta mudança. O seu trabalho elucidou a transição de uma população bacteriana predominantemente gram-positiva associada à saúde periodontal para uma predominância de bactérias gram-negativas associadas à doença periodontal.[34]

Fisiopatologia:

A fim de compreender a fisiopatologia da doença periodontal, é imperativo obter informações sobre a composição complexa do biofilme dentário e a resposta imunitária relacionada com a doença.

A placa dentária constitui um biofilme sofisticado, que inclui colonização bacteriana envolvida por uma matriz protetora. Esta matriz, composta por polissacáridos extracelulares e glicoproteínas, proporciona um ambiente protegido propício à sobrevivência microbiana no biofilme dentário. [35] Esta matriz confere uma resistência excecional aos agentes antimicrobianos, tornando o biofilme 1000 a 1500 vezes mais resistente.[29] Os intrincados canais circulatórios no interior do biofilme facilitam a distribuição de nutrientes e a eliminação de subprodutos metabólicos. A deteção de quorum serve como mecanismo de comunicação entre as microcolónias bacterianas no biofilme dentário.[36] Os auto-indutores, moléculas segregadas pelos micróbios, regulam a expressão genética bacteriana com base na sua concentração. O biofilme apresenta diversos microambientes devido a variações nas concentrações de pH e metabolitos, promovendo um habitat adequado para uma multiplicidade de espécies microbianas que coexistem na placa dentária.[35]

A camada inicial formada nas superfícies dos dentes durante o desenvolvimento da placa dentária é conhecida como a "película adquirida".

Esta camada materializa-se segundos após a exposição do dente e precede a fixação dos primeiros colonizadores do biofilme. As espécies de Streptococcus e Actinomyces, bactérias gram-positivas facultativas, servem como colonizadores primários.[37] Os receptores de adesão nas suas superfícies ligam-se às proteínas ricas em prolina da película, expondo assim locais receptores chamados "criptótopos", que promovem a coagregação.[38] Subsequentemente, a placa dentária acumula-se camada a camada, criando um ambiente deficiente em oxigénio, favorecendo a colonização de bactérias anaeróbias. As espécies de Fusobacterium actuam como micróbios de ligação entre os colonizadores primários e secundários. [39]A transição de condições aeróbias para anaeróbias marca a progressão da gengivite para a periodontite. [40] Socransky et al. categorizaram os micróbios em complexos microbianos com base na cor, com bactérias do complexo vermelho e laranja encontradas na região subgengival intrinsecamente associadas à doença periodontal.[41]

Com o passar do tempo, o hospedeiro cria uma resposta à infeção bacteriana através dos mecanismos imunes inatos clássicos.[42] Esta resposta implica sinais típicos de inflamação aguda, incluindo vermelhidão acentuada, hemorragia e inchaço das gengivas, juntamente com a migração de neutrófilos para o local inflamado. A ativação da imunidade inata também mobiliza as células hospedeiras primárias, preparando as defesas do organismo contra a invasão bacteriana e iniciando as vias da imunidade adaptativa. [42]

Além disso, a estimulação da imunidade inata leva as células do hospedeiro a diferenciarem-se em tipos mais especializados, amplificando assim a produção de mediadores pró-inflamatórios, como a interleucina 1-beta, as prostaglandinas e o fator de necrose tumoral. Esta cascata de ativação desencadeia subsequentemente o início da imunidade adaptativa, envolvendo a ativação de linfócitos T e B específicos.

As evidências sugerem o envolvimento das células B e T na ativação do RANK (Recetor activator of nuclear fator-kB), que contribui para a perda óssea ao estimular a ativação dos osteoclastos. [43]

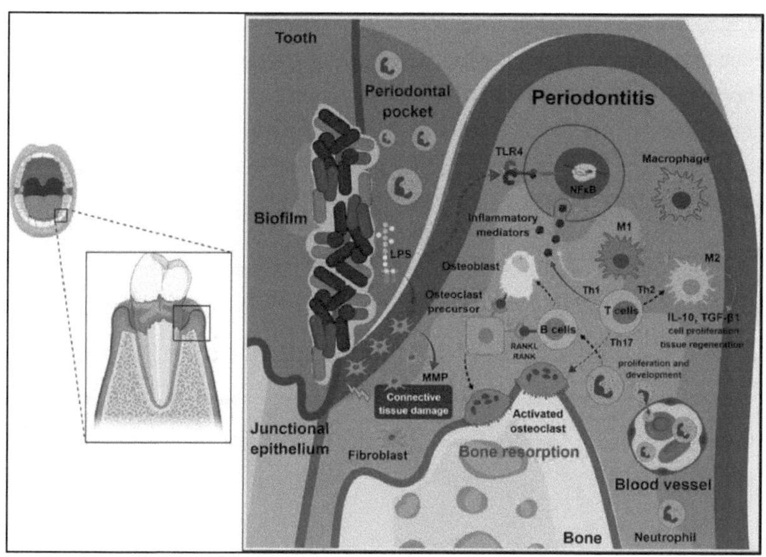

Figura 1: Patogénese da doença periodontal

[Cortesia: Muñoz-Carrillo JL, Hernández-Reyes VE, García-Huerta OE, Chávez-Ruvalcaba F, Chávez-Ruvalcaba MI, Chávez-Ruvalcaba KM, Díaz-Alfaro L. Patogénese da doença periodontal. Na doença periodontal - considerações não cirúrgicas diagnósticas e adjuvantes 2019 Jun 6. In-tech open.]

Histopatologia:

A gengivite representa a resposta inicial do organismo a factores locais da cavidade oral, caracterizando-se por um processo reversível sem perda de suporte ósseo ou periodontal. [33] Histopatologicamente, as fibras de colagénio da lâmina própria são degradadas, levando a ulcerações no epitélio sulcular. [44] Page et al. identificaram três estágios histopatológicos da gengivite: lesão inicial, lesão precoce e lesão estabelecida, cada uma marcada por composições celulares distintas que delineiam a transição entre os estágios.[44]

Outras alterações inflamatórias na gengiva contribuem para a progressão da doença periodontal, à medida que a lesão estabelecida avança para um estado avançado. A inflamação espalha-se lateralmente e apicalmente do epitélio para o tecido conjuntivo, resultando na destruição das fibras de colagénio. Clinicamente, esta perda de fibras de colagénio, conhecida como ***"perda de inserção"***, significa a transição da gengivite para a periodontite.

Subsequentemente, a ativação das células osteoclásticas inicia a reabsorção óssea, levando à perda gradual do dente. [44]

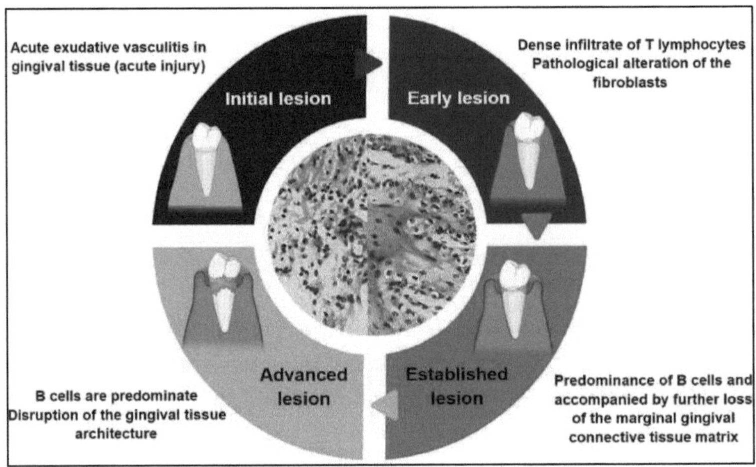

Figura 2: Histopatologia da patogénese periodontal

[Cortesia: Muñoz-Carrillo JL, Hernández-Reyes VE, García-Huerta OE, Chávez-Ruvalcaba F, Chávez-Ruvalcaba MI, Chávez-Ruvalcaba KM, Díaz-Alfaro L. Patogénese da doença periodontal. Na doença periodontal - considerações não cirúrgicas diagnósticas e adjuvantes 2019 Jun 6. In-tech Open].

Pós-menopausa:

A Organização Mundial de Saúde caracteriza a menopausa natural como a cessação permanente dos ciclos menstruais devido ao declínio da atividade folicular dos ovários, sem qualquer causa externa aparente. É oficialmente confirmada após 12 meses consecutivos de amenorreia. Normalmente, a menopausa natural ocorre entre os 45 e os 55 anos de idade.[45] A idade natural da menopausa de uma mulher serve como indicador biológico para prever doenças e mortalidade futuras.[46] A investigação indica que um início mais precoce da menopausa está associado a uma maior probabilidade de doenças cardiovasculares e osteoporose, mas também oferece alguma proteção contra o cancro da mama. [47] [48] [49] Estudos epidemiológicos revelaram que, por cada ano adicional de idade na menopausa, a mortalidade ajustada à idade diminui 2%, enquanto o risco de cancro do útero/ovário aumenta 5%. A melhoria dos cuidados médicos e das condições de vida contribuiu para um aumento da esperança de vida na Índia, com projecções que sugerem que, até 2015, cerca de 130 milhões de mulheres indianas viverão para além da fase da menopausa.[50] No entanto, na Índia, estudos demonstraram que a idade média da menopausa é relativamente mais jovem, variando entre 41,9 e 49,42 anos. [51]

De acordo com os dados do Inquérito Nacional de Saúde Familiar da Índia (NFHS-3) realizado entre 2005 e 2006, cerca de 18% das mulheres atualmente casadas com idades compreendidas entre os 30 e os 49 anos tinham passado pela menopausa.[52] Esta conclusão é consistente com um inquérito anterior (NFHS-2, 1998-99), que registou uma prevalência semelhante de 17,7 por cento.[53]

Pós-menopausa e saúde periodontal:

O periodonto compreende as estruturas de suporte dos dentes, incluindo a gengiva, o ligamento periodontal, o cemento e o osso alveolar. As hormonas esteróides sexuais desempenham um papel crucial na manutenção da saúde do periodonto, influenciando os mediadores inflamatórios, a permeabilidade vascular e o crescimento e diferenciação dos fibroblastos. Os receptores de estrogénio presentes nos osteoblastos e fibroblastos dos tecidos periodontais respondem a níveis hormonais variáveis em diferentes fases reprodutivas, influenciando assim a saúde periodontal [13] [54].

As mulheres pós-menopáusicas apresentam doença periodontal mais frequentemente e de forma mais grave, provavelmente influenciada por vários factores. Scardina e Messina realizaram um estudo que comparou a microcirculação oral em 27 mulheres pós-menopáusicas, utilizando a videocapilaroscopia, com controlos, revelando diferenças significativas nos parâmetros vasculares, tais como o diâmetro das alças, a tortuosidade dos vasos na mucosa labial e a densidade da mucosa periodontal, todos predisponentes para a inflamação [55].

Existe uma correlação entre a osteoporose sistémica e a perda de osso alveolar, com a diminuição da densidade mineral óssea (DMO) da crista alveolar e do osso alveolar sub-crestal a contribuir para a perda de inserção e de dentes [56]. Kribbs descobriu no seu estudo que as mulheres com osteoporose avançada eram três vezes mais susceptíveis à perda de dentes do que as suas congéneres saudáveis [57]. Além disso, as mulheres na pós-menopausa apresentam uma maior reabsorção da crista residual após a extração dentária, em comparação com as mulheres na pré-menopausa [58]. No entanto, Ortman et al. não observaram qualquer efeito significativo da menopausa na reabsorção do rebordo residual no seu estudo que envolveu 459 pacientes [59].

Imirzalioglu et al. apenas demonstraram a influência da idade na extensão da reabsorção do rebordo[60]. Numa investigação transversal conduzida por Sultan e Rao envolvendo 80 mulheres pós-menopáusicas diagnosticadas com periodontite crónica generalizada, foi realizada uma avaliação periodontal abrangente, incluindo medições do índice de placa, índice gengival e perda de inserção clínica. Adicionalmente, a perda óssea alveolar foi avaliada através de radiografias orais, enquanto a perda óssea sistémica foi avaliada através de radiografias mão-punho utilizando radiogrametria digital de raios-X. A idade da paciente, os anos desde a menopausa e o índice de massa corporal apresentaram correlações significativas com a densidade mineral óssea (DMO), enquanto a perda de inserção clínica e a perda óssea alveolar não apresentaram correlações significativas com a DMO. Os autores concluíram que a osteopenia durante a menopausa serve como um indicador de risco para a doença periodontal[61].

Possível mecanismo subjacente às manifestações sistémicas da periodontite:

Na periodontite, acredita-se que a inflamação tem um papel significativo. Funciona como um evento de sinalização programado destinado a defender o organismo contra a infeção. A presença de uma infeção desencadeia a libertação de padrões moleculares associados aos agentes patogénicos (PAMPs), que se ligam a receptores nas células hospedeiras [62]. Esta ligação desencadeia uma reação em cadeia de inflamação, caracterizada pelo aumento da expressão de mediadores inflamatórios e de moléculas de adesão. Consequentemente, vários tipos de células imunitárias, como os macrófagos, as células assassinas naturais, as células dendríticas, os neutrófilos polimorfonucleares (PMN) e outras células fagocíticas são recrutados para o tecido infetado. Normalmente, estas células fagocíticas eliminam a infeção, levando à apoptose dos microrganismos. A remoção subsequente das células apoptóticas provoca uma mudança de estados pró-inflamatórios para anti-inflamatórios, resolvendo assim a inflamação e restaurando a integridade dos tecidos [63]. No entanto, em alguns casos, mesmo após a remoção do agente patogénico, o processo inflamatório persiste, resultando numa inflamação descontrolada e crónica. Esta inflamação crónica torna-se uma caraterística, particularmente em fases avançadas da periodontite, quando as células imunitárias não conseguem conter a propagação de bactérias patogénicas [64].

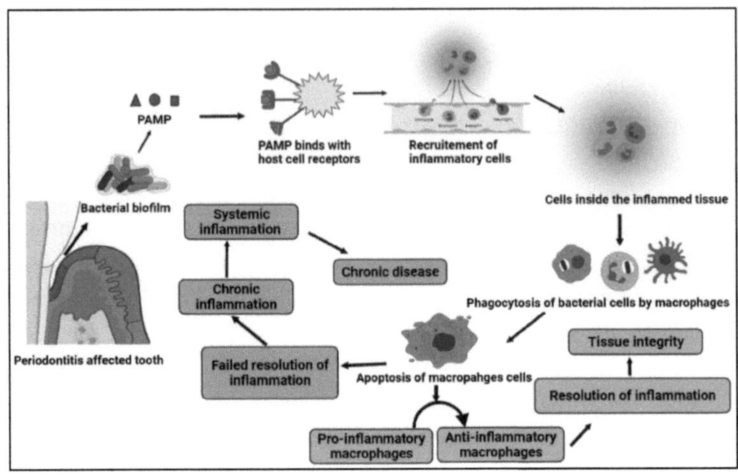

Figura 3: Mecanismo subjacente à manifestação sistémica da periodontite

ALTERAÇÕES NA CAVIDADE ORAL EM MULHERES PÓS-MENOPÁUSICAS:

a. *Síndrome da boca ardente:*

A sensação de ardor na mucosa oral, denominada "síndrome da boca ardente", é uma ocorrência comum entre as mulheres pós-menopáusicas. Os sintomas variam desde um ligeiro desconforto a uma dor intensa. Embora condições como o líquen plano, a candidíase e as infecções virais se apresentem de forma semelhante, a síndrome da boca ardente distingue-se pelo aspeto essencialmente normal da mucosa.

Wardrop et al. investigaram a correlação entre o desconforto oral e a menopausa em 149 mulheres. Observaram uma prevalência significativamente mais elevada de desconforto oral em mulheres na perimenopausa e pós-menopausa (43%) em comparação com mulheres na pré-menopausa (6%). Além disso, os seus resultados sugerem uma associação entre o desconforto oral e os sintomas psicológicos em mulheres na menopausa[9].

Num estudo de caso-controlo, Gao et al. descobriram que as mulheres na menopausa com síndrome da boca ardente apresentavam níveis elevados de hormona folículo-estimulante e níveis reduzidos de estradiol em comparação com as que não apresentavam sintomas orais [65].

Ben Aryeh et al. examinaram a correlação entre os sintomas orais e sistémicos da menopausa e os parâmetros de saúde oral, incluindo a taxa de fluxo salivar e a sua composição, em 154 mulheres que frequentavam uma clínica de menopausa antes de se submeterem à terapêutica hormonal de substituição (THS). Os autores relataram uma elevada prevalência (45-60%) de desconforto oral entre estas mulheres. Além disso, encontraram um rácio de probabilidades significativo entre queixas sistémicas e orais da menopausa. Além disso, foram observadas alterações na composição da saliva em comparação com controlos jovens [66].

b. Saliva e xerostomia:

A xerostomia, ou secura da boca, é outro sintoma comum nas mulheres na menopausa. A gravidade e a prevalência destes sintomas podem não estar necessariamente correlacionadas com a quantidade de saliva segregada pelas glândulas. A saliva desempenha um papel fundamental na saúde dentária, uma vez que funciona como um mecanismo de defesa contra as cáries, e a diminuição do fluxo salivar pode promover a colonização microbiana oral, afectando assim a saúde dentária [67].

As glândulas salivares contêm receptores para as hormonas sexuais, e estas hormonas foram detectadas na saliva [68] [69]. A taxa de fluxo salivar é influenciada pelo estado de estrogénio do indivíduo, sendo que as mulheres pós-menopáusicas apresentam tipicamente taxas de fluxo salivar mais baixas em comparação com as mulheres menstruadas.

Minicucci et al. investigaram as taxas de fluxo salivar em mulheres na menopausa e compararam-nas com as de mulheres na pré-menopausa utilizando um teste de estimulação da absorção química. Cada participante forneceu três amostras de saliva: S1, saliva não estimulada; S2, saliva inicialmente estimulada com duas gotas de ácido cítrico a 2,5%; e S3, saliva superestimulada com duas gotas de ácido cítrico a 2,5% de 30 em 30 segundos durante 2 minutos. O estudo verificou que o fluxo salivar foi reduzido no grupo menopausado apenas nas amostras S2 e S3. Esta redução do fluxo salivar pode contribuir para o desenvolvimento da xerostomia [70].

Alterações observadas nos tecidos periodontais devido à menopausa:

Durante a menopausa, as mulheres apresentam frequentemente um aumento dos sintomas orais que podem ser atribuídos a vários factores, tais como desequilíbrios hormonais (especificamente níveis reduzidos de estrogénio), deficiências de cálcio e vitaminas e factores psicológicos [56 71]. Estes sintomas incluem normalmente queixas de boca seca devido à diminuição da produção de saliva, uma sensação de ardor na boca e na língua, e alterações na perceção do paladar que levam a relatos frequentes de um sabor metálico [72]. A investigação sobre as hormonas esteróides sexuais concentrou-se principalmente em dois grupos de células: queratinócitos e fibroblastos [73]. Além disso, as mulheres na menopausa podem sofrer de disestesia, cáries dentárias, periodontite e alterações no maxilar relacionadas com a osteoporose, tornando-o inadequado para intervenções dentárias tradicionais, como implantes[74].

A osteoporose tem uma prevalência mais elevada nas mulheres do que nos homens, sendo as mulheres pós-menopáusicas particularmente susceptíveis devido ao rápido declínio dos níveis de estrogénio, que pode contribuir para uma perda óssea generalizada em todo o corpo [75]. O osso alveolar, que suporta os dentes, sofre uma taxa de renovação mais rápida em comparação com os ossos longos. Consequentemente, tem sido proposto que os desequilíbrios sistémicos na reabsorção e deposição óssea podem manifestar-se mais cedo no processo alveolar do que noutros locais do esqueleto [76]. Estudos indicaram que as mulheres pós-menopáusicas com osteoporose apresentam frequentemente uma diminuição da densidade óssea mandibular, que há muito é reconhecida como um fator que influencia a saúde dos tecidos periodontais e a progressão da doença periodontal [77 78].

O foco do tratamento da doença periodontal tem-se centrado tradicionalmente na abordagem das suas causas microbiológicas. No entanto, há um interesse crescente em explorar abordagens adjuvantes que visam a prevenção da perda óssea através da regulação da resposta do hospedeiro à infeção como uma nova estratégia para gerir a periodontite ([76]. Os bisfosfonatos, amplamente utilizados como terapia para a osteoporose, inibem eficazmente a reabsorção óssea sistémica [79].

Vários estudos de caso-controlo propuseram a utilização de medicamentos modificadores do metabolismo ósseo, como o estrogénio e os bifosfonatos, como uma nova abordagem terapêutica para o tratamento da periodontite em indivíduos pós-menopáusicos ([76]. A osteocalcina sérica é reconhecida como um marcador fiável do turnover ósseo, indicando a formação óssea quando associada à reabsorção e representando especificamente a formação óssea quando dissociada da reabsorção [80]. Bullon et al. verificaram que níveis baixos de osteocalcina sérica estão correlacionados com uma redução significativamente maior da profundidade de sondagem e do nível de fixação clínica após tratamento periodontal em mulheres pós-menopáusicas. Além disso, níveis reduzidos de osteocalcina na saliva estão significativamente associados a uma maior redução da profundidade de sondagem [81]. Lorne et al. demonstraram os potenciais benefícios terapêuticos da terapêutica com doxiciclina em doses sub antimicrobianas a longo prazo na diminuição da degradação do colagénio periodontal e da reabsorção óssea alveolar em mulheres pós-menopáusicas[82].

Efeitos das hormonas no periodonto:

As flutuações hormonais vividas pelas mulheres, quer em estados fisiológicos quer através de intervenções como a terapia de substituição hormonal, induzem alterações significativas no periodonto, particularmente notáveis na gengivite induzida por placa [83]. A gengiva é um tecido alvo para a ação das hormonas esteróides. Durante os períodos de fluxo hormonal, têm sido observadas modificações clínicas nos tecidos periodontais [73]. Os estrogénios, especificamente, desempenham um papel na influência da citodiferenciação do epitélio escamoso estratificado e na síntese e manutenção das fibras de colagénio. As evidências indicam a presença de receptores de estrogénio em várias células envolvidas no metabolismo ósseo, incluindo osteoblastos, fibroblastos do periósteo, lâmina própria e ligamento periodontal.
As interações entre o estrogénio e a progesterona com mediadores inflamatórios podem elucidar o aumento da inflamação observado durante as flutuações hormonais. Por exemplo, as reduções induzidas pela progesterona nos níveis de interleucina 1β (IL-1β) e de interleucina 6 (IL-6) podem diminuir o inibidor tecidular das metaloproteinases, ao mesmo tempo que aumentam a atividade das enzimas proteolíticas e os níveis do fator de necrose tumoral (TNF), conduzindo à inflamação e às manifestações clínicas[83] .

Por conseguinte, a manutenção de níveis normais de estrogénio no plasma pode ser crucial para a proteção periodontal. De facto, os níveis de estradiol circulante parecem correlacionar-se inversamente com a prevalência de doenças periodontais. Estudos in vitro sugerem que a diminuição dos níveis das hormonas sexuais femininas (estradiol e progesterona) altera a produção local e sistémica de IL-1β e IL-6, contribuindo potencialmente para o aumento da perda óssea associada à menopausa [84].

a. Estrogénio e progesterona:

As mulheres sofrem alterações físicas devido à secreção de hormonas sexuais durante a puberdade. Este processo inicia-se com a libertação de hormonas gonadotrofinas (hormona folículo-estimulante e hormona luteinizante) pela hipófise anterior, que estimulam os ovários a iniciar a produção cíclica e a secreção de hormonas sexuais femininas (estrogénio e progesterona) [54]. O estradiol, o principal estrogénio da pré-menopausa, é sintetizado principalmente pela gónada feminina, o ovário. Além disso, o estradiol é produzido pela placenta e por determinados tecidos periféricos. Os estrogénios desempenham um papel vital em várias funções essenciais, incluindo o desenvolvimento e a manutenção das caraterísticas sexuais secundárias, o crescimento uterino, a libertação pulsátil da hormona luteinizante da glândula pituitária anterior e o desenvolvimento do esqueleto periférico e axial [85 86 87 88].

Outra hormona essencial para as mulheres é a progesterona, que é segregada pelo corpo lúteo, pela placenta e pelo córtex suprarrenal. Desempenha um papel fundamental no metabolismo ósseo e tem um impacto notável na coordenação da reabsorção e formação óssea, interagindo diretamente com os receptores dos osteoblastos [89].

O estrogénio e a progesterona exercem efeitos biológicos significativos que podem influenciar vários sistemas de órgãos, incluindo a cavidade oral. Foram identificados receptores para o estrogénio e a progesterona na gengiva, designando-a como um órgão-alvo para estas hormonas [90]. Além disso, os receptores de estrogénio estão presentes nos fibroblastos periosteais, nos fibroblastos dispersos na lâmina própria, bem como nos fibroblastos do ligamento periodontal e nos osteoblastos [91]. Os efeitos do estrogénio e da progesterona no periodonto são descritos.

Efeitos do estrogénio no tecido periodontal:

- Reduz a queratinização ao mesmo tempo que aumenta os níveis de glicogénio epitelial, levando a uma diminuição da eficácia da barreira epitelial [92].
- Promove a proliferação celular nos vasos sanguíneos [93 94]
- Aumenta a fagocitose por leucócitos polimorfonucleares (PMNLs) [95]
- Inibe a quimiotaxia dos PMNLs [96]

- Suprime a produção de leucócitos da medula óssea [97]
- Inibe a libertação de citocinas pró-inflamatórias pelas células da medula óssea humana[98] .
- Diminui a inflamação mediada por células T [97] .
- Estimula a proliferação dos fibroblastos gengivais [99]
- Melhora a síntese e a maturação dos tecidos conjuntivos gengivais [99]
- Aumenta a inflamação gengival sem um aumento simultâneo da placa bacteriana [83]

<u>Efeitos da progesterona nos tecidos periodontais:</u>

- Aumenta a dilatação vascular, levando a um aumento da permeabilidade. [13]
- Aumenta a produção de prostaglandinas [100]
- Aumenta os níveis de leucócitos polimorfonucleares (PMNLs) e de prostaglandina E2 no fluido crevicular gengival (GCF) [100] [101]
- Atenua os efeitos anti-inflamatórios dos glucocorticóides [102]
- Prejudica a síntese de colagénio e não colagénio nos fibroblastos do ligamento periodontal (PDL) [103]
- Inibe a proliferação de fibroblastos gengivais humanos. [104]
- Modifica a taxa e o padrão de produção de colagénio na gengiva, resultando numa diminuição das capacidades de reparação e manutenção [105]
- Aumenta a degradação metabólica do folato, que é essencial para a manutenção e reparação dos tecidos [106]

<u>Deficiência de estrogénio e resposta inflamatória na perda óssea alveolar:</u>

O estrogénio, uma hormona esteroide, desempenha um papel fundamental não só no desenvolvimento das caraterísticas sexuais femininas, mas também em várias funções fisiológicas não reprodutivas. Funciona como um regulador-chave do metabolismo ósseo, exercendo uma influência significativa no crescimento e manutenção do esqueleto em ambos os sexos.

O estrogénio actua diretamente nas células ósseas, como os osteoblastos, osteócitos e células imunitárias, através dos receptores de estrogénio (ER) presentes nestas células [107] [108] [109]. A ativação da via de sinalização do ER promove normalmente a diferenciação dos osteoblastos e inibe a atividade osteoclástica [110]. Além disso, o estrogénio ajuda a prevenir a apoptose dos osteócitos, estando o seu efeito anti-apoptótico ligado à regulação da autofagia nestas células.[111]

Uma deficiência em estrogénio leva a um aumento da formação de osteoclastos, a um prolongamento do tempo de vida dos osteoclastos e a uma taxa acelerada de renovação óssea, resultando numa maior reabsorção óssea em relação à formação. [110] [112] Investigações recentes demonstraram que a deficiência de estrogénio reduz a autofagia e aumenta a apoptose nos osteócitos do processo alveolar. Por outro lado, a terapia de substituição de estrogénios aumenta a viabilidade dos osteócitos, principalmente através da inibição da apoptose e da manutenção da autofagia nestas células.[111]
Para além do seu impacto direto nas células ósseas, verificou-se que o estrogénio regula a homeostase óssea influenciando o sistema imunitário e o stress oxidativo. Especificamente, as citocinas pró-inflamatórias como a IL-1, a IL-6, o TNF-α, o fator estimulador de colónias de granulócitos e macrófagos, o fator estimulador de colónias de macrófagos (M-CSF) e a prostaglandina-E2 (PGE2) desempenham um papel crucial no metabolismo ósseo, promovendo a reabsorção óssea [113]. Entre estas citocinas, a IL-1, a IL-6 e o TNF-α são reconhecidas como osteoclastogénicas, induzindo a reabsorção óssea.[114]

A ausência de estrogénio desencadeia processos inflamatórios que levam a um aumento da produção de M-CSF e RANKL. A ligação do M-CSF ao seu recetor estimula a proliferação dos osteoclastos e a sobrevivência tanto dos precursores como dos osteoclastos maduros, enquanto a ligação do RANKL aos receptores RANK estimula a diferenciação e a atividade dos osteoclastos, impedindo a sua apoptose.[115]

Níveis sistémicos elevados de IL-6 em doentes osteoporóticos têm sido associados a alterações na densidade mineral óssea (DMO) e nas taxas de fratura [116]. Do mesmo modo, foram observados aumentos significativos de

IL-6 e TNF-α em animais ovariectomizados (OVX) em comparação com grupos de controlo. As ratas OVX, que servem de modelo para a perda óssea pós-menopausa, demonstram um aumento da expressão de RANKL e, em menor grau, de OPG [117] [118] . Este modelo mimetiza o declínio da produção endógena de estrogénio durante a menopausa, assemelhando-se à deterioração do tecido ósseo observada na osteoporose pós-menopausa, particularmente na anca e na coluna vertebral, tornando-o adequado para o estudo das alterações minerais e estruturais do osso alveolar [119].
A perda óssea alveolar induzida pela periodontite é uma complicação comum em mulheres pós-menopáusicas com osteoporose devido à deficiência de estrogénio. [120] As alterações hormonais, particularmente o declínio dos níveis de estrogénio, afectam significativamente a homeostase óssea sistémica e a resposta inflamatória. Após a menopausa, a cessação da produção de estrogénio pelos ovários leva a uma diminuição acentuada dos níveis de estrogénio em circulação [121]. O estrogénio desempenha um papel crucial na redução da atividade dos osteoclastos e na prevenção da apoptose dos osteócitos, e o declínio súbito dos níveis de estrogénio pode perturbar a homeostase óssea, resultando em perda óssea sistémica. Para além dos seus efeitos nos ossos, os receptores de estrogénio também estão presentes nos tecidos orais, como a mucosa oral, a gengiva e as glândulas salivares, sendo o ER-β o recetor predominante no epitélio gengival [68]. As flutuações nos níveis hormonais podem, por conseguinte, contribuir para as alterações da cavidade oral e exacerbar a resposta inflamatória [23]. A deficiência de estrogénio leva à regulação positiva das células imunitárias e dos osteoclastos, conduzindo a um aumento da produção de citocinas de reabsorção óssea. Os níveis elevados de citocinas inflamatórias e outros factores em circulação não só têm impacto na remodelação óssea sistémica, como também comprometem localmente a resposta dos tecidos à doença periodontal [122].

A deficiência de estrogénio em mulheres após a menopausa ou em animais de laboratório com remoção cirúrgica dos ovários (OVX) tem sido fortemente associada a alterações tanto no osso esponjoso (trabecular) como no osso denso (cortical), incluindo o osso que suporta os dentes no maxilar (osso alveolar) [119]; [123]). A investigação também demonstrou que a deficiência de estrogénio piora a gravidade da periodontite experimental (Anbinder et al., 2016). Do ponto de vista clínico, as mulheres pós-menopáusicas com osteoporose e doença gengival concomitante apresentam uma resposta acrescida à placa dentária, um aumento da perda de ligação da gengiva aos dentes e uma redução significativa do osso alveolar em comparação com as mulheres saudáveis [124]. Estas alterações manifestam-se por um aumento da hemorragia das gengivas, bolsas gengivais mais profundas, diminuição da densidade óssea nas áreas que rodeiam os dentes, redução da altura do osso que suporta os dentes ou perda da ligação entre as gengivas e os dentes [125 126 127 128]

Foi proposto que a osteoporose pode acelerar a reabsorção do osso alveolar e contribuir para a perda óssea na periodontite, reduzindo a densidade do osso alveolar, permitindo que as bactérias penetrem mais profundamente no espaço à volta dos dentes. Isto pode levar a um aumento da inflamação local, estimulando ainda mais a degradação do osso alveolar. Além disso, a infeção localizada no tecido gengival pode libertar citocinas inflamatórias para a corrente sanguínea, agravando a situação [129]. Adicionalmente, tanto a osteoporose como a periodontite estão associadas a níveis elevados de citocinas inflamatórias que promovem a reabsorção óssea [129]; [130]. A influência da deficiência de estrogénio e a relação entre a osteoporose após a menopausa e a periodontite estão representadas no diagrama esquemático.

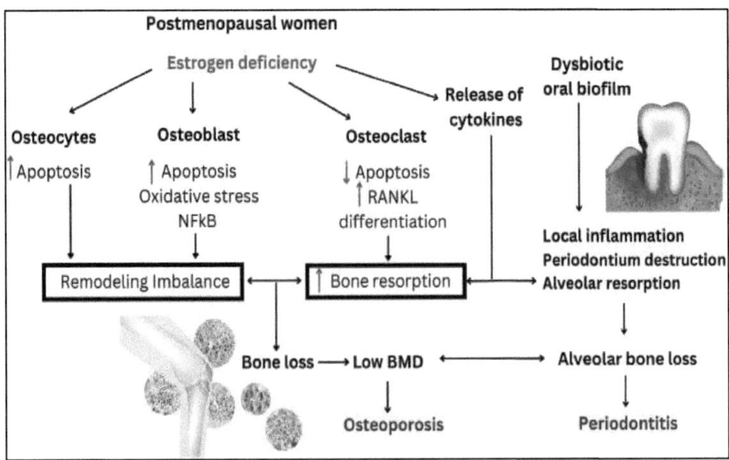

Figura 4: Efeitos da deficiência de estrogénio no periodonto

A influência da deficiência de estrogénio e a ligação entre a osteoporose após a menopausa e a periodontite são significativas. A deficiência de estrogénio leva a uma maior degradação óssea sistémica e a um desequilíbrio na remodelação óssea, o que pode acelerar a perda de osso à volta dos dentes (reabsorção óssea alveolar). A diminuição da densidade mineral óssea (DMO) caraterística da osteoporose pós-menopáusica pode contribuir para o aumento da perda de osso alveolar na periodontite. Além disso, a inflamação no processo da doença periodontal pode desencadear a libertação de citocinas que estimulam a degradação óssea em todo o corpo, exacerbando a perda óssea.

Associação entre doença periodontal e densidade mineral óssea:

Tanto a periodontite como a osteoporose são problemas de saúde significativos que se tornam mais prevalentes e graves à medida que os indivíduos envelhecem em todo o mundo. A osteoporose, definida por uma Conferência de Desenvolvimento de Consenso em 2001, é caracterizada pela redução da massa óssea e pela deterioração estrutural, levando a um aumento da fragilidade óssea e da suscetibilidade a fracturas [131]. De acordo com a Organização Mundial de Saúde, a osteoporose é diagnosticada quando a densidade mineral óssea (DMO) desce 2,5 desvios-padrão (DP) abaixo da de indivíduos jovens e saudáveis, enquanto a osteopenia é identificada quando os níveis de DMO variam entre 1 DP e 2,5 DP abaixo do normal [132].

Embora a perda de massa óssea em si não cause sintomas, as fracturas podem provocar dor, incapacidade funcional e potencialmente deformidade, tornando a osteoporose frequentemente assintomática até à ocorrência de fracturas, o que lhe valeu o rótulo de "doença silenciosa".
Da mesma forma, a periodontite é uma doença inflamatória caracterizada pela deterioração do tecido conjuntivo e do osso que suporta os dentes (osso alveolar). Tal como a osteoporose, a periodontite é frequentemente assintomática até fases mais avançadas, manifestando-se através de sintomas como a mobilidade dos dentes, abcessos e perda de dentes. Ambas as condições envolvem a reabsorção do tecido ósseo. Embora a osteoporose não seja a causa primária da periodontite, foi identificada como um fator de risco que pode exacerbar a progressão da doença periodontal.

As mulheres pós-menopáusicas e a osteoporose:

A comunidade microbiana que habita a cavidade oral é geralmente designada por microbiota oral, microflora oral ou microbioma oral [133] [134] . Estes microrganismos residem predominantemente na placa dentária [135] [136]. Os indivíduos que sofrem de periodontite crónica apresentam níveis elevados de marcadores inflamatórios, como o fator de necrose tumoral-α, a interleucina-1 e a interleucina-6 [134]. Estas citocinas inflamatórias estimulam a degradação óssea através do aumento da expressão do ativador do recetor do ligando do fator nuclear-κB (RANKL) [134]. Investigações anteriores indicaram que a inibição do RANKL pode aumentar o volume e a densidade óssea [137]. Consequentemente, a periodontite crónica e o processo inflamatório sistémico de perda óssea podem estar relacionados com o avanço da osteoporose. Os minerais ósseos possuem propriedades pró-inflamatórias e podem ter impacto na saúde periodontal, servindo como fator inicial na subsequente perda óssea alveolar e na progressão da doença [138].

A osteoporose é classificada como uma doença metabólica, com uma prevalência estimada de aproximadamente 30% nas mulheres e 12% nos homens [139]. Além disso, os resultados do Inquérito sobre Nutrição e Saúde em Taiwan (2005-2008) revelaram taxas de osteoporose de 23,9% para os homens e 38,3% para as mulheres com mais de 50 anos [140]. Esta doença sistémica é caracterizada por uma diminuição da densidade mineral óssea (DMO) e por deficiências estruturais nos ossos. Consequentemente, os indivíduos com osteoporose enfrentam um risco acrescido de fracturas ósseas e uma maior fragilidade óssea [141]. A probabilidade de fracturas em doentes osteoporóticos pode aumentar para cerca de 40%, contribuindo para a redução da autonomia e da qualidade de vida [137] [142]. A identificação atempada da osteoporose pode atenuar os riscos de fratura nos indivíduos afectados.

O T-score da DMO serve como critério primário para avaliar o estado da osteoporose nos doentes. A DMO do colo do fémur, avaliada por absorciometria de raios X de dupla energia e com referência à base de dados do Third National Health and Nutrition Examination Survey de mulheres com idades compreendidas entre os 20 e os 29 anos [143] [144]é considerada o padrão de ouro para o diagnóstico da osteoporose. A DMO é também a ferramenta mais eficaz para avaliar o risco de fratura, sendo que um declínio de 1 desvio padrão na DMO se correlaciona com um aumento de 1,5-2,0 vezes no risco de fratura [145]. Embora as medições da DMO abranjam vários locais do esqueleto, a prática clínica utiliza predominantemente as regiões lombar e femoral [146] [147].

As flutuações hormonais, nomeadamente a diminuição dos níveis de estrogénio associada à menopausa e ao stress oxidativo, contribuem para a perda óssea e para o subsequente **desenvolvimento** da osteoporose [148]. Apesar de a doença periodontal ser tradicionalmente vista como localizada, a osteoporose manifesta-se como uma condição sistémica. No entanto, ambas as condições apresentam a perda óssea como uma caraterística comum influenciada por inúmeros factores [149]. O envelhecimento produz taxas cumulativas de perda óssea na osteoporose e na periodontite, partilhando factores de risco comuns como o tabagismo, o consumo de álcool, a diabetes e o estatuto socioeconómico [150] [151]. A redução da DMO pode estar correlacionada com a degradação dos tecidos periodontais, como evidenciado por estudos que indicam uma maior suscetibilidade à placa dentária em mulheres pós-menopáusicas com osteoporose. Além disso, estudos recentes sugerem o diagnóstico de osteoporose em mulheres com fracturas ósseas patológicas através de radiografias panorâmicas, utilizando medidas radio-morfométricas como o índice cortical mandibular. Embora exista documentação sobre a associação entre periodontite e osteoporose/fracturas, persistem incertezas, não havendo estudos que examinem especificamente esta relação entre populações asiáticas ou coreanas.

Vários estudos exploraram a relação entre a baixa DMO e a degradação do osso alveolar e do tecido periodontal, com resultados mistos. Enquanto alguns estudos estabeleceram uma ligação [152] [153] [154]outros não observaram essa associação [155] [156] [157]. Estudos anteriores investigaram o impacto da higiene oral na relação entre a DMO e a doença periodontal, obtendo resultados diversos [158] [159] [160] . Por exemplo, o Buffalo Women's Health Initiative Observational Study revelou uma correlação significativa entre a DMO esquelética e o nível de inserção clínica em mulheres pós-menopáusicas sem cálculo subgengival, mas não naquelas com cálculo subgengival [159]. Por outro lado, outro estudo descobriu que os participantes com periodontite que recebiam cuidados dentários regulares tinham um risco 1,3 vezes maior de osteoporose, contrastando com um risco seis vezes maior entre os que não recebiam cuidados dentários regulares. Este estudo sublinhou a importância dos exames de rotina para os doentes com periodontite, a fim de atenuar a exacerbação da osteoporose[160].

Os tratamentos anti-reabsortivos, como a terapia de substituição hormonal, agentes anti-reabsortivos, suplementos de cálcio e vitamina D, demonstraram em estudos anteriores ter um impacto positivo na saúde periodontal das mulheres pós-menopáusicas [161 162].

Os resultados discrepantes entre estudos anteriores podem resultar de diferenças nos desenhos dos estudos, nas dimensões das amostras e nos factores de influência. A maioria dos estudos utilizou desenhos transversais ou retrospectivos para explorar a associação entre osteoporose e periodontite [153 154 155 156 157 162 61].

Potencial papel da osteoporose na doença periodontal:

Com base na literatura existente sobre os factores de risco comuns que influenciam tanto a doença periodontal como a osteoporose (OP), surgiu uma hipótese relativamente à sua inter-relação [163]. As mulheres que entram na menopausa prematuramente enfrentam uma maior suscetibilidade à osteoporose em comparação com as que entram na menopausa mais tarde na vida [6]. Baxter refere que aproximadamente um terço da população feminina sofre de osteoporose, o que resulta numa diminuição da densidade óssea, comprometendo assim a força e a massa óssea [7]. Um desequilíbrio no equilíbrio de fosfato de cálcio surge devido à redução da absorção de cálcio e ao aumento da excreção, atribuído aos baixos níveis de estrogénio. Este fenómeno é mais pronunciado na região mandibular do que na região maxilar [8]. A periodontite resulta da atividade bacteriana que desencadeia uma resposta inflamatória do hospedeiro, a qual, embora de natureza protetora, pode levar à perda de osso alveolar e do suporte colagénio do dente. A PO, caracterizada por uma perda óssea generalizada, afecta a densidade mineral óssea (DMO) não só na maxila e na mandíbula, mas também em todo o corpo.

Consequentemente, a redução localizada da DMO na mandíbula pode predispor a uma perda óssea alveolar significativa. Os factores que promovem a reabsorção óssea podem exacerbar a perda de altura da crista alveolar em indivíduos com osteoporose, em comparação com os que não sofrem desta doença [154]. Adicionalmente, outros factores de risco como a dieta, os níveis hormonais, o tabagismo e a diabetes contribuem para a perda óssea sistémica, influenciando potencialmente o desenvolvimento da periodontite.

Assim, os mecanismos propostos subjacentes a esta relação incluem[154]:

- Na osteoporose (OP), a redução da densidade mineral óssea (DMO) nos ossos maxilares pode estar correlacionada com a diminuição da densidade óssea sistémica. Este declínio na densidade óssea, ou osteopenia, aumenta a vulnerabilidade à reabsorção do osso alveolar nas áreas afectadas pela periodontite.

- Os factores sistémicos que influenciam a resposta dos tecidos locais à infeção periodontal também podem ter impacto na remodelação óssea. Os indivíduos com perda óssea sistémica apresentam frequentemente uma produção aumentada de citocinas sistémicas (por exemplo, interleucina-1 [IL-1], IL-6), que podem afetar a densidade óssea não só na maxila e na mandíbula, mas em todo o corpo. Consequentemente, a diminuição da densidade nos ossos maxilares promove o aumento da porosidade alveolar, altera os padrões trabeculares e acelera a reabsorção óssea alveolar após a invasão por agentes patogénicos periodontais. Observou-se que as infecções periodontais elevam a produção local de citocinas, aumentando subsequentemente a atividade osteoclástica local e exacerbando a reabsorção óssea [164].
- Os factores genéticos que predispõem os indivíduos para a perda óssea sistémica também podem influenciar ou predispor para a destruição periodontal.
- A regulação positiva da expressão do gene da IL-6 com a idade pode explicar a natureza relacionada com a idade tanto da osteoporose como das doenças periodontais crónicas. Além disso, certos comportamentos relacionados com o estilo de vida, como o tabagismo e a ingestão inadequada de cálcio, entre outros, podem aumentar o risco de desenvolver osteoporose e doença periodontal [165].

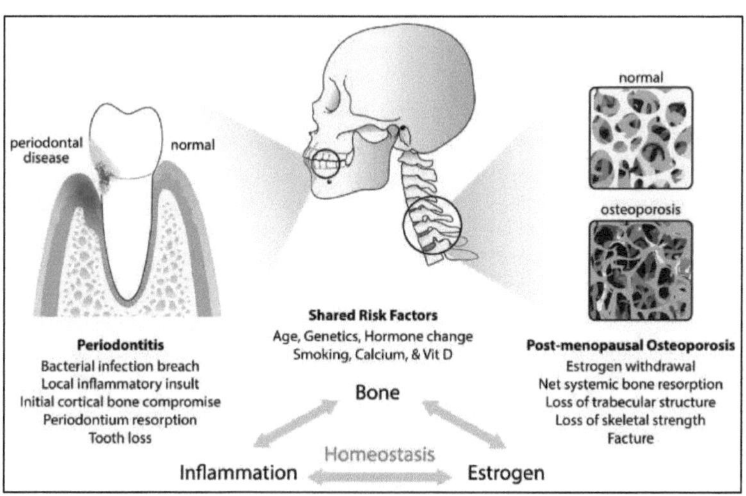

Figura 5: Associação entre periodontite e osteoporose

[Cortesia: Wang CW, McCauley LK. Osteoporose e periodontite. Relatórios actuais de osteoporose. 2016 Dec;14:284-91].

Mecanismos de ação das hormonas esteróides sexuais na gengiva das mulheres:

Foi demonstrado que as hormonas esteróides sexuais têm um impacto direto e indireto em processos celulares como a proliferação, diferenciação e crescimento em tecidos-alvo, incluindo queratinócitos e fibroblastos na gengiva [166]. [167] Duas teorias propõem mecanismos para as acções destas hormonas nestas células: em primeiro lugar, alterações na eficácia da barreira epitelial contra insultos bacterianos e, em segundo lugar, efeitos na manutenção e reparação do colagénio. O estradiol, por exemplo, pode estimular a proliferação celular e, simultaneamente, inibir a produção de proteínas em culturas de fibroblastos gengivais humanos pré-menopáusicos. Este efeito proliferativo parece ser mediado por um subconjunto específico de células dentro da cultura celular maior que responde a concentrações fisiologicamente relevantes de estradiol [168].

Em contraste com os seus efeitos estimulantes na proliferação de fibroblastos gengivais, os níveis fisiológicos de estradiol levaram a uma redução na produção de proteínas de colagénio e não colagénio quando introduzidos em culturas de fibroblastos. A diminuição da síntese de proteínas de colagénio e não colagénio por estirpes de fibroblastos foi comparável, com uma redução aproximada de 30% em comparação com os controlos, indicando que não existe um efeito diferencial do estrogénio na síntese relativa de colagénio pelos fibroblastos gengivais [169]. Foram observados impactos semelhantes do estrogénio na síntese de proteínas noutros tecidos. Por exemplo, nas células do ligamento periodontal humano, o estrogénio provocou uma diminuição in vitro da síntese de colagénio pelos fibroblastos.

Além disso, os fibroblastos derivados do ligamento cruzado anterior humano apresentaram uma redução da síntese de colagénio em mais de 40% em comparação com os controlos em concentrações fisiológicas de estrogénio [170]. Especificamente, o estrogénio induziu uma diminuição dependente da dose na produção de procolagénio I por fibroblastos do ligamento cruzado anterior de mulheres adultas jovens [171]. Foi também demonstrado que as hormonas esteróides sexuais elevam a taxa de metabolismo do folato na mucosa oral [106]. Dado que o folato é essencial para a manutenção dos tecidos, o aumento do metabolismo pode esgotar as reservas de folato e impedir os processos de reparação dos tecidos [167].

O estrogénio é a principal hormona esteroide sexual responsável pela modulação dos vasos sanguíneos nos tecidos-alvo das mulheres. Promove o aumento do fluxo sanguíneo no endométrio durante o pico de estrogénio observado na fase folicular do ciclo menstrual. Por outro lado, à medida que os níveis de estrogénio diminuem durante a fase lútea, o fluxo sanguíneo endometrial diminui [172]. Em contrapartida, verificou-se que a progesterona tem um impacto mínimo na vasculatura dos tecidos-alvo sistémicos [167]. No entanto, há cada vez mais evidências que sugerem que a progesterona afecta a vasculatura local na gengiva e noutros tecidos intra-orais mais do que o estrogénio. Além disso, foi demonstrado que a progesterona diminui a taxa de fluxo corpuscular, levando à acumulação de células inflamatórias, ao aumento da permeabilidade vascular e à proliferação [93 173] . As células do ligamento periodontal humano (LDP) apresentam imunorreactividade para os receptores de estrogénio, especificamente o recetor de estrogénio beta (ERbeta), sugerindo que os efeitos estrogénicos nas células do LDP são mediados pelo ERbeta. Por outro lado, estas células não expressam imunorreactividade para receptores de progesterona, indicando que a progesterona não influencia diretamente as células PDL.

Estas hormonas podem induzir alterações nos factores e nas respostas imunitárias, afectando processos como a expressão e a apresentação de antigénios, a produção de citocinas, bem como a regulação de factores apoptóticos e da morte celular [174]. Numerosos estudos investigaram a presença de receptores de esteróides sexuais em componentes do sistema imunitário [167]. Por exemplo, foram identificados receptores de estrogénio em várias células imunitárias de ratinhos, enquanto os receptores de androgénio foram encontrados em linfócitos T e B [175]. Especificamente, foi demonstrado que a progesterona estimula a produção do mediador inflamatório prostaglandina E2 e aumenta a acumulação de leucócitos polimorfonucleares no sulco gengival [101]. Além disso, a progesterona aumenta a quimiotaxia dos leucócitos polimorfonucleares, enquanto que baixas concentrações de estradiol demonstraram diminuir a quimiotaxia dos leucócitos polimorfonucleares [176].

Além disso, as hormonas esteróides sexuais parecem regular a produção de citocinas [177]tendo sido demonstrado que a progesterona diminui a produção de IL-6 pelos fibroblastos gengivais humanos para aproximadamente 50% dos valores de controlo [178] . Descobertas recentes sugerem uma maior diversidade da microflora oral humana, estimada em cerca de 19.000 tipos de filo, ultrapassando significativamente as estimativas anteriores [179]. No entanto, embora se especulasse que as flutuações hormonais durante o ciclo menstrual pudessem influenciar as alterações no microbiota oral, esta hipótese não pôde ser comprovada [180]. Certos microrganismos, incluindo Aggregatibacter actinomycetemcomitans, Porphyromonas gingivalis e Prevotella intermedia, são conhecidos por produzirem enzimas metabolizadoras de esteróides necessárias para a síntese e decomposição de esteróides [181]. Estes metabolitos de esteróides podem contribuir para as necessidades nutricionais dos agentes patogénicos ou facilitar a síntese de matrizes associadas aos mecanismos de evasão do hospedeiro [182].

Os metabolitos esteróides produzidos pelos agentes patogénicos podem servir como nutrientes ou ajudar na síntese de matrizes envolvidas na evasão dos mecanismos de defesa do hospedeiro [182] . A necessidade de uma via metabólica de androgénio nos agentes patogénicos pode ser uma adaptação à sua existência parasitária no hospedeiro [183]. Foi demonstrado que os sobrenadantes de cultura destes microrganismos aumentam a expressão da atividade da 5α-redutase na gengiva humana e nos fibroblastos gengivais em cultura, levando à conversão do substrato androgénico em 5α-dihidrotestosterona (DHT). Esta DHT pode influenciar a síntese de proteínas em agentes patogénicos, desempenhando várias funções, tais como (a) contribuir para a formação de proteínas capsulares de superfície que ajudam a evitar os mecanismos de eliminação do hospedeiro, como a fagocitose, inibindo a opsonização; (b) promover a persistência e disseminação dentro do hospedeiro; e (c) facilitar a agregação interespécies e a geração de energia através de processos de transferência de electrões envolvidos nestas actividades enzimáticas [182]. A atividade da 5α-redutase pode ser aumentada num ambiente rico em fosfolípidos. Durante os episódios inflamatórios no periodonto, os agentes patogénicos periodontais, como as espiroquetas, aumentam a síntese de fosfolipases A2 e C. Além disso, a fosfolipase C, libertada pelos leucócitos durante a lise celular, não só degrada o epitélio crevicular gengival como também estimula a atividade da 5α-redutase [183].

Influência da menopausa no periodonto:

O início da menopausa e o consequente declínio das hormonas esteróides ováricas induzem, reconhecidamente, alterações significativas no tecido conjuntivo [184]. Os mecanismos exactos subjacentes a este efeito ainda não estão totalmente elucidados, mas existe a hipótese de estarem ligados à influência do estradiol na função do tecido conjuntivo [185]. A menopausa instiga uma miríade de alterações fisiológicas nas mulheres, que se estendem até à cavidade oral. Enquanto os níveis elevados de hormonas ováricas observados durante a gravidez e o uso de contraceptivos orais podem exacerbar a inflamação gengival e a produção de exsudado, a ausência de esteróides sexuais ováricos durante a menopausa parece exacerbar os problemas de saúde gengival [186]. A terapia de substituição hormonal parece atenuar este declínio [187]. A investigação indica que a utilização de contraceptivos injectáveis de acetato de medroxiprogesterona (DMPA) pode estar correlacionada com doenças periodontais nas mulheres, manifestando-se como aumento da gengivite, doença periodontal, perda de dentes e boca seca [188]. Por outro lado, a terapia de substituição hormonal parece estar associada a indicadores de gravidade reduzida de doenças orais em comparação com mulheres com deficiência de estrogénio [189].

Durante a menopausa, a deficiência de estrogénio surge como um fator predominante que contribui para a osteoporose nas mulheres e, potencialmente, para a perda óssea e o desenvolvimento inadequado do esqueleto nos homens. O estrogénio desempenha um papel fundamental no crescimento e maturação óssea, bem como na regulação da renovação óssea nas estruturas esqueléticas adultas. No contexto do crescimento ósseo, os estrogénios são cruciais para o encerramento adequado das placas de crescimento epifisário, tanto no sexo feminino como no masculino. Nos esqueletos mais jovens, a deficiência de estrogénio resulta numa maior formação de osteoclastos e num aumento da reabsorção óssea. Na menopausa, a deficiência de estrogénio provoca a perda de osso esponjoso e cortical. A reabsorção óssea acentuadamente elevada no osso esponjoso precipita a perda óssea generalizada e perturba a arquitetura óssea local devido à reabsorção penetrante e às microfracturas. No osso cortical, a resposta inicial à retirada dos estrogénios implica uma reabsorção

endocortical elevada, seguida de um aumento da porosidade intracortical. Estes processos culminam na diminuição da massa óssea, na alteração da arquitetura óssea e na diminuição da resistência óssea [190].
Os estrogénios desempenham provavelmente um papel significativo no exercício de efeitos anti-reabsortivos no osso alveolar, em parte através da regulação positiva da expressão da osteoprotegerina [191]. O mecanismo exato subjacente à perda óssea induzida pela deficiência de estrogénios permanece em grande parte elusivo. A deficiência de estrogénio desencadeia um aumento da função imunitária, resultando numa maior produção de TNF pelas células T activadas. O TNF aumenta diretamente a formação de osteoclastos e a reabsorção óssea e amplifica a sensibilidade dos osteoclastos em maturação ao fator osteoclastogénico crucial RANKL. A elevação da produção de TNF pelas células T induzida pela deficiência de estrogénios é orquestrada através de uma interação complexa que envolve células apresentadoras de antigénios e citocinas como IFN-g, IL-7 e TGF-b. Dados experimentais sugerem que o estrogénio protege contra a perda óssea, modulando a função das células T e as interações entre as células imunitárias e o osso. Foram dados passos significativos no sentido de decifrar a intrincada comunicação entre o sistema imunitário e o osso, bem como de desvendar a forma como os esteróides sexuais, a infeção e a inflamação contribuem para a perda óssea, perturbando a regulação da função dos linfócitos T em modelos animais. Se estas descobertas se traduzirem em seres humanos, poderá justificar-se classificar a osteoporose como uma doença inflamatória, ou mesmo autoimune, levando potencialmente à identificação de novos alvos terapêuticos no sistema imunitário [192].

Agentes poupadores de osso para a prevenção da perda óssea:

Na última década, os agentes bifosfonatos poupadores de osso tornaram-se parte integrante do tratamento da osteoporose e de várias outras condições de reabsorção óssea[193] . A sua utilização generalizada resulta da sua capacidade de impedir a reabsorção óssea, tornando-os um pilar no tratamento de doenças ósseas metabólicas sistémicas. Recentemente, surgiram novas aplicações para esta classe distinta de agentes farmacológicos. Devido à sua afinidade estabelecida com o tecido ósseo e à sua capacidade de aumentar a diferenciação osteoblástica, inibindo simultaneamente o recrutamento e a atividade dos osteoclastos, os bisfosfonatos têm potencial para serem utilizados no tratamento das doenças periodontais [194].

As evidências indicam que a terapia com bifosfonatos melhora os resultados clínicos do tratamento periodontal não cirúrgico e pode servir como uma terapia adjuvante adequada para preservar a massa óssea periodontal [195]. Estudos centrados em mulheres pós-menopáusicas que receberam Alendronato oral para tratamento da doença periodontal demonstraram melhorias na saúde periodontal e um aumento das taxas de renovação óssea [196]. Do mesmo modo, a terapêutica com Risedronato em mulheres tem sido associada a uma menor acumulação de placa bacteriana, menor inflamação gengival, menores profundidades de sondagem, menor perda de inserção periodontal e aumento dos níveis de osso alveolar [197]. Os prestadores de cuidados de saúde devem reconhecer o impacto das condições ósseas sistémicas no periodonto, uma vez que os medicamentos bifosfonatos utilizados para tratar a perda óssea sistémica afectam tanto a maxila como a mandíbula. Os mecanismos subjacentes à perda de osso alveolar na periodontite e à perda de osso esquelético partilham vias comuns. Atualmente, os bisfosfonatos são amplamente utilizados para prevenir e tratar a osteoporose, a doença de Paget e as doenças ósseas metastáticas. Simultaneamente, a terapia com bifosfonatos tem-se mostrado promissora na melhoria da saúde periodontal. A utilização de bifosfonatos na terapia periodontal para modular a resposta do hospedeiro aos insultos bacterianos pode emergir como uma estratégia viável, particularmente em populações onde os tratamentos periodontais convencionais são impraticáveis. A maximização dos potenciais benefícios dos bisfosfonatos requer uma compreensão abrangente dos seus mecanismos de ação nas diferentes subclasses, a atenuação dos efeitos adversos e a expansão das suas indicações terapêuticas. O avanço dos bifosfonatos para mitigar o avanço da doença periodontal depende da identificação de um esquema de dosagem e de um mecanismo de administração óptimos que possam atingir eficazmente o local pretendido no periodonto, minimizando simultaneamente os efeitos indesejáveis [198].

Terapia de substituição hormonal em mulheres pós-menopáusicas:

A terapia de substituição hormonal (TRH) oferece um meio de aumentar a densidade óssea nas mulheres. Kimmel et al. observaram um aumento significativo da densidade óssea num período de dois anos de tratamento com TRH [199]. No entanto, existem controvérsias em torno da utilização da TRH devido aos factores de risco associados. A principal preocupação prende-se com o desenvolvimento de cancro do endométrio, enquanto a utilização prolongada tem sido associada a um risco acrescido de cancro da mama. No entanto, foram desenvolvidas formulações combinadas contemporâneas de TRH para atenuar eficazmente estes riscos [200].

A literatura também foi revista para avaliar os potenciais benefícios da terapia de substituição hormonal (TRH), envolvendo estrogénios e progestagénios, nos sinais e sintomas orais em mulheres pós-menopáusicas. Num estudo de Volpe et al., foram administrados estrogénios conjugados a um grupo de mulheres pós-menopáusicas com desconforto oral. Os seus resultados indicaram que a TRH conduziu a melhorias nos sintomas subjectivos e objectivos em mais de 50% das pacientes [201]. Forabosco et al. investigaram os efeitos da TRH nos sintomas de desconforto oral em mulheres pós-menopáusicas, concluindo que o desconforto oral pode estar associado à retirada de hormonas esteróides em mulheres pós-menopáusicas selecionadas, e o tratamento com estrogénio pode melhorar a apresentação clínica neste subgrupo. Os autores sugeriram que a identificação imunohistoquímica dos receptores de estrogénio poderia ajudar a identificar as pacientes que podem beneficiar da TRH [202].

As flutuações dos níveis hormonais que ocorrem nas mulheres, tanto em estados fisiológicos naturais como em situações como a terapia de substituição hormonal, resultam em alterações significativas no periodonto, particularmente evidentes na gengivite induzida por placa [83]. A gengiva serve como tecido alvo para a ação das hormonas esteróides. Durante os períodos de flutuação hormonal, ocorrem alterações clínicas discerníveis nos tecidos periodontais [73]. Sabe-se que os estrogénios, em particular, têm impacto na citodiferenciação do epitélio escamoso estratificado e na síntese e manutenção das fibras de colagénio [54]. As evidências sugerem a presença de receptores de estrogénio em várias células associadas ao metabolismo ósseo [89]incluindo osteoblastos, fibroblastos do periósteo, lâmina própria [203]e do ligamento periodontal [204]. As mulheres na pós-menopausa, em comparação com as suas homólogas na pré-menopausa, enfrentam um risco acrescido de periodontite. Genco e Grossi destacam a deficiência de estrogénio como um fator primário que contribui para este risco. Níveis insuficientes de estrogénio levam a uma maior produção de citocinas que reabsorvem o osso. Quando estas citocinas interagem com substâncias dos agentes patogénicos periodontais, ocorre a reabsorção óssea. A resposta inflamatória do hospedeiro ao biofilme exacerba ainda mais este processo, levando à destruição dos tecidos, à reabsorção do osso alveolar e, por fim, à perda de dentes. Isto elucida a elevada prevalência de periodontite entre as mulheres pós-menopáusicas [205].

As interações entre o estrogénio e a progesterona com mediadores inflamatórios podem elucidar o aumento da inflamação observado durante as flutuações hormonais. Por exemplo, as reduções induzidas pela progesterona nos níveis de interleucina 1β (IL-1β) e de interleucina 6 (IL-6) podem diminuir o inibidor tecidular das metaloproteinases, ao mesmo tempo que aumentam a atividade das enzimas proteolíticas e os níveis do fator de necrose tumoral (TNF), resultando em inflamação e manifestações clínicas [83 206].

Consequentemente, a manutenção de níveis normais de estrogénio no plasma parece ser crucial para a proteção periodontal. De facto, os níveis de estradiol circulante parecem correlacionar-se inversamente com a prevalência de doenças periodontais [207 208]. Estudos in vitro sugerem que a diminuição dos níveis das hormonas sexuais femininas (estradiol e progesterona) altera a produção local e sistémica de IL-1β e IL-6, contribuindo potencialmente para o aumento da perda óssea associada à menopausa [84 209].

A HRT preserva o osso alveolar:

Há muito que se reconhece que as hormonas desempenham um papel na doença periodontal. Payne et al. [152] descobriram que as mulheres na pós-menopausa com deficiência de estrogénio apresentavam uma maior frequência de locais com perda líquida de densidade óssea alveolar durante o acompanhamento. Além disso, as mulheres com deficiência de estrogénio submetidas a terapia periodontal de suporte após o tratamento de periodontite moderada a grave tiveram três vezes mais locais que perderam mais de 0,4 mm de altura de osso alveolar interproximal. Por outro lado, as pacientes com níveis adequados de estrogénio não sofreram perda óssea durante um período de acompanhamento de 1 ano [210].

A terapêutica de substituição com estrogénios demonstrou melhorar a densidade óssea em mulheres pós-menopáusicas. Num ensaio aleatório de 3 anos que envolveu mulheres pós-menopáusicas com doença periodontal moderada ou avançada, a terapêutica com estrogénios aumentou significativamente a massa óssea alveolar em comparação com o placebo (P = 0,04). Também melhorou a densidade óssea no fémur, embora não na coluna lombar [211]. Além disso, as mulheres que receberam terapia hormonal exibiram uma redução significativa da inflamação gengival, menores índices de placa bacteriana e menor perda de aderência.

No entanto, um estudo efectuado por Albandar e Kingman [212] sugeriu que as mulheres que aderem à terapia hormonal também são susceptíveis de cumprir as instruções de higiene oral. Esta adesão pode ser responsável pelos níveis mais baixos de inflamação gengival, pontuação reduzida da placa bacteriana e menor perda de aderência observada nestes indivíduos.

Numa investigação transversal conduzida por Norderyd et al, [213] as mulheres pós-menopáusicas submetidas a terapêutica com estrogénios apresentaram uma menor prevalência de doença periodontal em comparação com as que não receberam esse tratamento, embora esta disparidade não tenha atingido significado estatístico.

Durante um período de 5 anos, um estudo longitudinal que envolveu 69 mulheres pós-menopáusicas que receberam terapia estrogénica revelou uma correlação moderada, mas estatisticamente significativa, entre a densidade mineral óssea da coluna lombar e a massa óssea mandibular. Em particular, a terapia de substituição de estrogénio exerceu um efeito benéfico na massa óssea mandibular [214].

Num estudo longitudinal separado, que incluiu 24 mulheres pós-menopáusicas, as mulheres com deficiência de estrogénio sofreram uma perda líquida média de densidade óssea alveolar ao longo do tempo, enquanto os indivíduos com deficiência de estrogénio demonstraram um ganho líquido médio. Isto sugere que a deficiência de estrogénio pode servir como um potencial fator de risco para a perda de osso alveolar [210].

Investigações recentes produziram resultados semelhantes. Meisel et al. [215] realizaram um estudo transversal que indicou que a terapia hormonal reduziu significativamente a extensão da perda de inserção clínica e, consequentemente, aliviou a doença periodontal.

Citocinas, periodontite e perda óssea esquelética:

A investigação indica que a diminuição da produção de estrogénios após a menopausa se correlaciona com níveis elevados de interleucina 1 (IL-1), IL-6, IL-8, IL-10, fator de necrose tumoral alfa, fator estimulador de colónias de granulócitos e fator estimulador de colónias de granulócitos-macrófagos. Estas citocinas estimulam os osteoclastos maduros, regulam a proliferação das células ósseas e promovem a reabsorção do osso esquelético e alveolar [216 217 218 219].

Genco e Grossi propuseram um modelo que delineia a deficiência de estrogénio como um fator de risco para a doença periodontal (**ver FIGURA abaixo**).

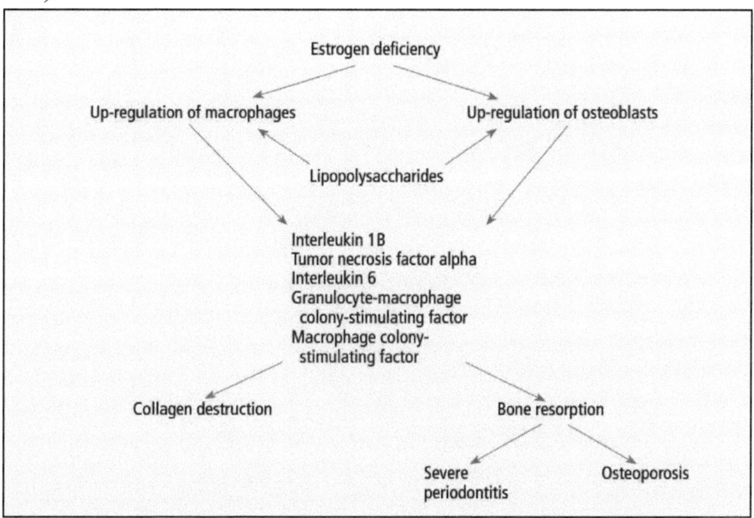

Figura 6: Interação da deficiência de estrogénio na reabsorção óssea

De acordo com este modelo, a deficiência de estrogénios resulta num aumento da produção de citocinas de reabsorção óssea por células imunitárias (monócitos e macrófagos) e osteoblastos. Após a exposição a factores como o biofilme da placa bacteriana periodontal, agentes reabsorventes do osso como os lipopolissacáridos e toxinas, o sistema imunitário do hospedeiro gera citocinas inflamatórias intensificadas que activam os osteoclastos, levando à reabsorção óssea.

A acumulação de bactérias peri patogénicas no biofilme da placa bacteriana [220] parece ser crucial para a manifestação de alterações como a perda de inserção dentária e do osso alveolar em mulheres com deficiência de estrogénio. A resposta inflamatória do hospedeiro a este biofilme inicia uma cascata inflamatória, resultando potencialmente na ativação persistente de proteinases tecidulares e enzimas degradativas. Este processo culmina na destruição do tecido conjuntivo, na reabsorção do osso alveolar e, por fim, na perda do dente, elucidando assim o risco elevado de doença periodontal nas mulheres pós-menopáusicas [221].

Importância da menopausa no periodonto:

Buencamino e os seus co-autores examinaram a ligação entre a menopausa e a doença periodontal. Propuseram que, no tratamento de mulheres pós-menopáusicas, a adesão aos princípios fundamentais recomendados pela ADA pode ser benéfica [222].

- Check-ups dentários consistentes; limpeza profissional de rotina para eliminar o biofilme de placa bacteriana abaixo da linha das gengivas, inacessível a uma escova de dentes.
- Rotinas diárias de higiene oral para erradicar o biofilme acima e na linha da gengiva, envolvendo a escovagem duas vezes por dia com uma pasta de dentes aprovada pela ADA.
- Renovar a escova de dentes a cada 3-4 meses (ou mais cedo se as cerdas apresentarem sinais de desgaste).
- Utilização de fio dentário ou de limpa-dentes para a limpeza interproximal (entre os dentes).
- Seguir uma alimentação equilibrada.
- Não fumar.

Os cientistas propuseram ainda que as mulheres pós-menopáusicas deveriam manter níveis suficientes de vitamina D para prevenir e gerir a doença periodontal associada à osteoporose [223].

Revisão da literatura:

1. **Sooriyamoorthy M et al.,1989** [77] Num estudo de coorte aberto, verificaram as alterações observáveis na gengivite induzida por placa bacteriana que foram intensificadas pela presença de hormonas na corrente sanguínea através de processos como a supressão parcial do sistema imunitário, a libertação aumentada de fluidos, a ativação da degradação óssea e a promoção da produção de fibroblastos. concluíram que as diferenças qualitativas nos agentes patogénicos periodontais foram encontradas desde a gravidez até ao pós-parto e que os pacientes que albergavam P.gingivalis apresentavam um estado inflamatório gengival aumentado.

2. Em um estudo realizado por **Volpe et al**., **1991** [201] avaliaram a incidência de desconforto oral em mulheres pós-menopáusicas e a eficácia da terapia de substituição hormonal em pacientes com queixas de tais sintomas. Foram administrados estrogénios conjugados a um grupo de mulheres pós-menopáusicas com desconforto oral. Os investigadores observaram que a deficiência de estrogénio poderia ser considerada uma possível causa de desconforto oral em algumas pacientes pós-menopáusicas e que a TRH levou a melhorias nos sintomas subjectivos e objectivos em mais de 50% das pacientes.

3. Numa amostra aleatória de 400 mulheres na peri e pós-menopausa, 200 utilizando terapia de substituição hormonal (HRT) e 200 não utilizando HRT, **Tarkkila et al., 1992** [224] compararam as taxas de fluxo salivar e as condições dentárias. Um subconjunto composto por 161 pares de mulheres, metade das quais utilizava TRH e a outra metade não, foi submetido a um reexame após 2 anos. Foram realizados exames de tomografia panorâmica dos maxilares no início e no seguimento para registar o estado dentário e periodontal, enquanto as taxas de fluxo salivar em repouso e estimuladas foram quantificadas. Concluíram que a pós-menopausa e a boca seca estavam associadas aos sintomas do climatério em geral e que a utilização de TRH não prevenia os sintomas orais.

4. **Forabosco et al., 1992** [202] examinaram os efeitos da TRH nos sintomas de desconforto oral em mulheres pós-menopáusicas e concluíram que o desconforto oral pode estar associado à retirada das hormonas esteróides apenas em algumas mulheres pós-menopáusicas. Sugeriram que o tratamento com estrogénios pode melhorar a apresentação clínica neste subgrupo de mulheres. A identificação imunohistoquímica dos receptores de estrogénio pode ajudar a identificar as doentes que podem beneficiar da TRH.

5. **Wiklund I et.al.,** 1993 [74] Realizaram um estudo duplamente cego para estudar o efeito do estradiol transdérmico e de uma terapia placebo na qualidade de vida de mulheres pós-menopáusicas durante um período de tempo de cerca de 12 semanas. Foi recrutado um total de 242 pacientes, sendo que 112 mulheres foram aleatorizadas para o grupo do estradiol e 111 para o grupo do placebo. Explicaram o efeito do estradiol transdérmico e de uma terapia com placebo na qualidade de vida de mulheres pós-menopáusicas durante cerca de 12 semanas. Concluiu-se que a terapia com estradiol foi superior ao placebo no alívio dos sintomas e na melhoria da qualidade de vida e que o alívio dos sintomas auto-avaliados foi mais pronunciado com a terapia com estrogénio do que com o grupo placebo.

6. **Leimola-Virtanen et al., 1997** [225] examinaram a influência da terapia de substituição hormonal (TRH) na composição da saliva de 19 mulheres na pós-menopausa e 8 na perimenopausa. Foram analisadas salivas inteiras recolhidas antes, bem como 3 e 5 meses após o início do tratamento entre mulheres pós e perimenopáusicas. A concentração de IgM salivar nas mulheres na perimenopausa também mostrou um declínio significativo relacionado com o tempo e a diferença nas alterações da IgM salivar entre os dois grupos foi significativa. A produção total de IgA por minuto aumentou nas mulheres na perimenopausa e diminuiu nas mulheres na pós-menopausa. Descobriram que as proteínas, as imunoglobulinas e os níveis de peroxidase salivar em ambos os grupos são dependentes do estrogénio. Em contrapartida, Ship et al. demonstraram que, entre as mulheres saudáveis, a função das glândulas salivares não é substancialmente afetada pela menopausa ou pela TRH.

7. **Allen et al., 2000** [208] efectuaram uma revisão sistemática sobre o custo dos cuidados dentários entre as mulheres pós-menopáusicas com osteoporose, com ou sem utilização de terapia de substituição hormonal (HRT). O efeito da osteoporose na densidade óssea mandibular foi examinado em alguns dos estudos observacionais. No entanto, poucos estudos examinaram o efeito da TRH diretamente na densidade óssea mandibular ou nos resultados dentários. Nesses estudos, o efeito da TRH nos custos do tratamento dentário e da profilaxia foi estimado direta e indiretamente. Foi determinado que o uso de TRH estava associado à redução de resultados dentários adversos e aos custos associados de cuidados dentários. Foram analisados 20 estudos publicados, abrangendo 13.735 mulheres na pós-menopausa. A revisão revelou que as mulheres pós-menopáusicas com osteoporose que não se submeteram a tratamento com TRH registaram uma maior prevalência de resultados dentários adversos e acumularam maiores despesas com cuidados dentários em comparação com as que receberam TRH.

8. **Tezal M et.al.,2000** [154] Avaliou a relação entre a densidade mineral óssea sistémica e a doença periodontal. Foram incluídas no estudo 70 mulheres caucasianas pós-menopáusicas com idades compreendidas entre os 51 e os 78 anos (média ± DP: 62,10 ± 7,1 anos). A densidade mineral óssea esquelética (DMO) foi avaliada por absorciometria de raios X de dupla energia (DXA) nas regiões do colo, trocânter, intertrocantérica, triângulo de Ward e total do fémur, e na vista anterior-posterior da coluna lombar. A gravidade da doença periodontal foi representada pela perda de inserção clínica (CAL) e pela perda óssea alveolar interproximal (ABL). Outras medidas do estado periodontal incluíram a profundidade de sondagem (PD), a placa supragengival, o sangramento gengival à sondagem e o cálculo. Os exames DXA e orais foram efectuados por examinadores calibrados. Concluiu-se que a DMO esquelética está relacionada com a perda óssea alveolar interproximal e, em menor grau, com a perda de inserção clínica, implicando a osteopenia pós-menopausa como um indicador de risco para a doença periodontal em mulheres caucasianas pós-menopáusicas.

9. **Sewón L et.al.,2000** [71] Estudou a influência da terapia de substituição hormonal (HRT) nos níveis de cálcio na saliva de mulheres na menopausa. Descobriu-se que a HRT resultava numa redução dos níveis de cálcio e numa

elevação dos níveis de sódio na saliva, enquanto os níveis de potássio permaneciam inalterados. Os resultados indicam uma potencial associação entre os níveis de cálcio salivar e a saúde oral, particularmente a saúde dentária e periodontal. Níveis elevados de cálcio estão correlacionados com uma maior integridade dos dentes, mas também coincidem com a aceleração da calcificação da placa dentária e com o aumento da ocorrência de gengivite e de periodontite em adultos.

10. **Tarkkila et al.**, 2001 [224] realizaram um inquérito através de um questionário para avaliar a frequência das sensações dolorosas na boca e da boca seca auto-relatadas por 3173 mulheres na menopausa. As pacientes foram selecionadas entre mulheres de 50-58 anos de idade que frequentavam um programa comunitário de rastreio mamográfico. A cada cinco mulheres foi oferecido um questionário estruturado. 46,8% das pacientes usavam TRH e a ocorrência de boca dolorosa foi de cerca de 8,2% e de boca seca foi de cerca de 19,9%. O uso de TRH também aumentou a ocorrência de boca dolorosa. Observaram que estes sintomas estavam ligados aos sintomas do climatério em geral, mas a utilização da terapia de substituição hormonal (TRH) não atenuou ou melhorou estes sintomas. Além disso, a menopausa resulta em taxas de fluxo salivar reduzidas e alterações nos níveis de electrólitos salivares.

11. **Frutos R et.al., 2002** [56] Discutiram a importância de compreender os diferentes obstáculos à saúde oral encontrados pelas mulheres na menopausa e sublinharam a necessidade de estratégias de cuidados dentários personalizados e enfatizaram a necessidade de adaptar os tratamentos dentários às mulheres na fase menopáusica da vida, de modo a manter uma cavidade oral e um periodonto saudáveis. A idade média de início da síndrome da boca ardente foi de 50-60 anos, com uma predominância feminina de 3:1. Para além da síndrome da boca ardente, verificou-se disgeusia e hálito e boca seca, dificuldades de deglutição e dor facial ou dentária. Microrganismos como Candida albicans, estafilococos, estreptococos e anaeróbios também têm sido implicados na etiologia da síndrome da boca ardente, juntamente com xerostomia, distúrbios nutricionais relacionados com o complexo vitamínico B ou anemia por deficiência de ferro, hipoestrogenemia climatérica per se, diabetes mellitus e certos traumatismos mecânicos e vários outros factores idiopáticos. Os

autores salientam a utilização de saliva artificial e de estimuladores do fluxo salivar e mesmo de substitutos da saliva no tratamento da boca seca, se e quando necessário.

12. **Eliasson et al.**, **2003** [226] investigaram o impacto do estriol no aumento do fluxo salivar e na alteração da capacidade tampão da saliva das glândulas salivares menores em 18 mulheres pós-menopáusicas com idades compreendidas entre os 61 e os 76 anos. Entre os vários sintomas, o desconforto oral é frequentemente referido. Investigações anteriores indicaram que a combinação da terapêutica de substituição com estradiol e progesterona conduz a um aumento da taxa de fluxo da saliva total. No entanto, há falta de dados sobre o impacto de outras formas de estrogénio ou do estrogénio isolado na saliva total e na saliva das glândulas menores. Neste estudo, investigámos a taxa de fluxo das glândulas salivares menores (como as das regiões bucal, labial e palatina), bem como a taxa de secreção e a capacidade tampão da saliva total em 18 mulheres pós-menopáusicas (com idades entre 61 e 76 anos) antes e durante um ano de terapia de baixa dose de estrogénio (estriol). Também avaliámos a capacidade da saliva total para se agregar e facilitar a aderência bacteriana, juntamente com relatos subjectivos de boca seca. Para contextualizar, comparámos estas variáveis com as de nove mulheres na peri e pós-menopausa que não estavam a receber terapia hormonal (grupo de referência, com idades entre 53 e 61 anos). Durante o tratamento hormonal, registou-se um aumento significativo do fluxo de saliva labial e uma diminuição das queixas de boca seca. Tanto o grupo tratado com hormonas como o grupo de referência apresentaram um aumento do fluxo de saliva total estimulado, acompanhado de um aumento correspondente da capacidade tampão. No entanto, as taxas de secreção foram geralmente mais baixas no grupo tratado com hormonas ao longo do período de estudo. Para além da saliva total estimulada, não se verificou um declínio relacionado com a idade nas taxas de fluxo de saliva na linha de base. Curiosamente, a capacidade da saliva total para mediar a agregação de Actinomyces naeslundii foi significativamente reduzida após o tratamento hormonal. Estes resultados sugerem que as baixas doses de estrogénio (estriol) podem influenciar a taxa de fluxo das glândulas salivares labiais e a atividade de agregação bacteriana da saliva total. A terapia de substituição

hormonal (HRT) resultou num aumento notável do fluxo salivar, acompanhado por uma redução das queixas de boca seca.

13. **Chesnut III CH et al., 2004** [79] Neste estudo duplamente cego, controlado por placebo e de grupos paralelos, foi avaliada a eficácia e a segurança do ibandronato oral administrado diariamente ou de forma intermitente, tendo-se concluído que o ibandronato oral apresentava resultados promissores como alternativa eficaz e conveniente às actuais terapias com bifosfonatos. Foram avaliadas doses diárias orais de 2,5 mg e intermitentes com uma exposição cumulativa semelhante em 2946 mulheres osteoporóticas com fratura vertebral prevalente. Após 3 anos, foi demonstrada uma redução significativa do risco de fratura vertebral incidente em 62% e 50%, respetivamente. Após um período de 3 anos, as pacientes que receberam ibandronato oral diário (4,7%) ou ibandronato intermitente (4,9%) apresentaram uma redução notável na ocorrência de novas fracturas vertebrais em comparação com as que receberam um placebo (9,6%). Especificamente, tanto o ibandronato oral diário como o intermitente levaram a uma diminuição significativa do risco de novas fracturas vertebrais morfométricas em 62% ($p = 0,0001$) e 50% ($p = 0,0006$), respetivamente, em relação ao placebo. Para além disso, a administração de ibandronato oral foi bem tolerada. Estes resultados sugerem que o ibandronato oral, quer seja tomado diariamente ou de forma intermitente com intervalos prolongados superiores a 2 meses entre as doses, diminui eficazmente a ocorrência de fracturas osteoporóticas em mulheres pós-menopáusicas. Este estudo marca o primeiro caso em que foi demonstrada prospectivamente uma eficácia significativa nas fracturas com um bifosfonato administrado de forma intermitente em toda a população de estudo de um ensaio clínico aleatório e controlado. Consequentemente, o ibandronato oral surge como uma alternativa promissora e conveniente às terapias actuais com bifosfonatos.

14. A menopausa está associada a uma redução das taxas de fluxo salivar e a alterações nos níveis de electrólitos da saliva. **Yalcin et al.**,2005 [227] não encontraram qualquer distinção discernível no pH salivar ou nos níveis de electrólitos entre as mulheres pós-menopáusicas que receberam terapia de substituição hormonal (TRH) e as que não a receberam. O desconforto oral mais proeminente sentido pelas mulheres na menopausa foi a secura oral,

que foi aliviada após a terapia de substituição hormonal (HRT) com alendronato (ALN) e suplementação de cálcio. As mulheres não menopáusicas apresentaram uma melhor saúde oral em comparação com as mulheres menopáusicas. A taxa de fluxo salivar diminuiu durante a menopausa, mas aumentou após a TRH, ALN e suplementação de cálcio. A menopausa e a TRH com ALN e suplementação de cálcio não afectaram significativamente os valores do pH da saliva. A menopausa levou a um aumento dos níveis de Na+, que se mantiveram inalterados com a TRH suplementada com ALN e cálcio, enquanto os níveis de K+ diminuíram durante a menopausa, mas mantiveram-se estáveis após a TRH com ALN e cálcio. Os níveis de Cl- não foram afectados pela menopausa ou pela TRH com suplemento de ALN e cálcio. Não houve diferenças nos níveis de Ca++ entre os dois grupos de mulheres, e os níveis de Ca++ não se alteraram após a TRH suplementada com ALN e cálcio. Embora a utilização de suplementos de alendronato e cálcio não tenha afetado estes parâmetros salivares, a combinação da terapia de substituição hormonal com alendronato e cálcio levou a uma melhoria da taxa de fluxo salivar entre as mulheres com sintomas orais.

15. **López-Marcos et al.**, 2008 [229] efectuaram um estudo que envolveu 190 mulheres e concluíram que a terapia de substituição hormonal (TRH) não teve um efeito significativo na saúde periodontal [187]. Por outro lado, um estudo japonês que envolveu 330 mulheres japonesas pós-menopáusicas indicou que o estrogénio pode aumentar a retenção dentária através do reforço da ligação periodontal à volta dos dentes, sem afetar a altura do osso oral ou reduzir a porosidade do osso oral. A duração do uso de estrogénio mostrou uma correlação robusta com o número de dentes remanescentes [228]. Numa investigação aberta de acompanhamento de 2 anos, Tarkkila et al. observaram uma diminuição no número de amostras positivas de agentes patogénicos periodontais, incluindo Porphyromonas gingivalis e Tannerella forsythia, entre os indivíduos que utilizavam TRH. No entanto, a utilização de TRH não mostrou uma correlação com o estado de saúde periodontal.

16. **Bullon P et al., 2007** [81] Avaliámos os níveis de osteocalcina no plasma, saliva e FGC e correlacionámo-los com o exame periodontal, com a média de DP e CAL. Trinta e nove mulheres pós-menopáusicas, com uma idade média de

57,8 +/- 8,5 anos, participaram neste estudo. Foram efectuadas avaliações periodontais iniciais, medindo a placa bacteriana, a hemorragia à sondagem, a profundidade de sondagem (PD) e o nível de inserção clínica (CAL). Adicionalmente, os níveis de osteocalcina foram medidos no soro, saliva e fluido crevicular gengival. Posteriormente, foi administrado tratamento periodontal, seguido de um segundo exame seis meses mais tarde. Os resultados revelaram uma redução significativa na DP média e na CAL média no segundo exame entre os participantes com concentrações séricas de osteocalcina <10 ng/ml. Para além disso, foi observada uma diminuição significativa da DP média no segundo exame nos grupos com concentrações de osteocalcina na saliva < 3 ng/ml e 3-7 ng/ml. Concluíram que os baixos níveis séricos de osteocalcina estavam associados a uma percentagem significativamente mais elevada de diminuição da DP e da CAL após o tratamento periodontal em mulheres pós-menopáusicas. Os níveis baixos de osteocalcina salivar foram significativamente associados a uma maior percentagem de diminuição da DP.

17. **Golub LM et al.,** 2008 [82] Demonstrou-se que um regime de doxiciclina em dose subantimicrobiana (SDD) durante 2 anos em mulheres pós-menopáusicas com osteopenia e periodontite reduziu a progressão da perda de inserção periodontal e a gravidade da inflamação gengival e da perda de osso alveolar sem produzir efeitos secundários do antibiótico. Foram recolhidas amostras de fluido crevicular gengival (GCF) de indivíduos pós-menopáusicos tratados com doxiciclina sistémica (SDD) ou placebo (n=64 cada) nas consultas de base, 1 ano e 2 anos. O volume de GCF foi medido e as amostras foram analisadas quanto à atividade da colagenase utilizando um péptido sintético como substrato, níveis relativos de três colagenases geneticamente distintas através de Western blotting, um fragmento de ligação cruzada do telopeptídeo carboxiterminal do colagénio de tipo I (ICTP), um marcador da degradação do colagénio de tipo 1 e da reabsorção óssea utilizando radioimunoensaio, e interleucina-1beta utilizando um ensaio de imunoabsorção enzimática. As análises estatísticas foram efectuadas utilizando equações de estimativa generalizadas, com intenção de tratamento como análise primária. A atividade da colagenase foi significativamente reduzida pelo tratamento com SDD em comparação com o placebo na análise de intenção de tratamento (P=0,01). O ICTP apresentou uma tendência semelhante durante o tratamento com SDD, e houve uma correlação positiva entre a atividade da colagenase do GCF e os

níveis de ICTP em todos os pontos de tempo (P<0,001). A metaloproteinase da matriz (MMP)-8 contribuiu para aproximadamente 80% do total de colagenase no GCF, com MMP-1 e MMP-13 presentes em quantidades muito menores. O tratamento com SDD reduziu a probabilidade de níveis elevados de MMP-8 em 60% em comparação com o placebo. O estudo concluiu que o potencial terapêutico da terapia SDD a longo prazo para reduzir a degradação do colagénio periodontal e a reabsorção óssea alveolar em mulheres com PM.

18. **Giuca et al., 2009** [230] realizaram um estudo que comparou a eficácia dos estrogénios e da fitoterapia no alívio dos sintomas da cavidade oral em 95 mulheres na menopausa. Observaram que as mulheres que receberam terapia de substituição hormonal (TRH) registaram melhorias nos sintomas orais em comparação com o grupo de controlo. Foram recrutadas para o estudo 95 pacientes do sexo feminino, 14 das quais pertenceram ao grupo de controlo que não recebeu qualquer terapia de substituição hormonal, enquanto 81 foram submetidas a um dos dois regimes de tratamento: 38 receberam terapia com estrogénios e 43 receberam fitoterapia. As medidas de resultado primário centraram-se nas alterações da cavidade oral, incluindo alterações na composição da saliva, gengivite, sangramento e perceção do sabor. Observou-se que os doentes submetidos a tratamento registaram melhorias ou uma resolução completa dos sintomas orais. A terapia com estrogénios foi mais eficaz do que a fitoterapia no tratamento das alterações salivares, enquanto ambas as terapias mostraram uma eficácia semelhante na gestão da gengivite, da hemorragia e das alterações do paladar.

19. Carrillo-de-Albornoz A et al., 2010 [78] determinaram que a inflamação gengival exacerbada que se desenvolve em mulheres grávidas está relacionada com uma alteração no biofilme subgengival induzida pelo aumento dos níveis hormonais durante a gravidez e descobriram que foram encontradas diferenças nos agentes patogénicos periodontais entre a gravidez e o pós-parto. Neste estudo de coorte prospetivo, foram incluídas 48 mulheres grávidas e 28 mulheres não grávidas sem periodontite. As participantes grávidas foram avaliadas durante o primeiro, segundo e terceiro trimestres, bem como aos 3 meses após o parto, enquanto as participantes não grávidas foram avaliadas duas vezes, com um intervalo de 6 meses entre as visitas, com variáveis microbiológicas, clínicas e hormonais avaliadas em cada visita. Foram determinadas as contagens totais de anaeróbios, a frequência de deteção e as proporções de agentes patogénicos específicos. As comparações intragrupo foram efectuadas utilizando o teste de Friedman com correção de Bonferroni, enquanto as comparações intergrupo foram efectuadas utilizando os testes U de Mann-Whitney. O coeficiente de correlação de Spearman foi utilizado para analisar as correlações. As proporções de agentes patogénicos periodontais subgengivais permaneceram consistentes durante a gravidez, mas foram observadas alterações significativas para todos os agentes patogénicos após o parto. As pacientes positivas para Porphyromonas gingivalis apresentaram um aumento da inflamação gengival ($p<0,001$), que não foi correlacionado com a acumulação de placa bacteriana. Foram identificadas correlações entre os níveis hormonais maternos e os níveis de P. gingivalis e Prevotella intermedia. Os pacientes portadores de *P. gingivalis* apresentaram um estado inflamatório gengival aumentado.

20. **Sharath KS et.al., 2011,** [231] Avaliou a prevalência de periodontite em mulheres pós-menopáusicas na zona rural de Dakshina Kannada. Este estudo transversal envolveu 500 mulheres saudáveis com idades compreendidas entre os 55 e os 65 anos que tinham atingido a menopausa e com pelo menos 20 dentes na cavidade oral, excluindo os terceiros molares. Entre os 500 indivíduos estudados, 67,8% tinham periodontite, o que era estatisticamente muito significativo. 47,8% das mulheres eram mascadoras de tabaco. Entre os indivíduos com periodontite, 55,8% eram utilizadores de tabaco. Concluíram que existe um aumento da prevalência de periodontite nas mulheres pós-menopáusicas. O consumo de tabaco e uma higiene oral inadequada podem ser os factores que contribuem para agravar ainda mais a condição.

21. **Amit Bhardwaj et al., em 2012** [232] analisaram os efeitos da menopausa no periodonto das mulheres. Foi revisto que as hormonas sexuais esteróides têm um efeito significativo em diferentes sistemas de órgãos. No que diz respeito à gengiva, elas podem influenciar a proliferação celular, a diferenciação e o crescimento de queratinócitos e fibroblastos. O estrogénio é o principal responsável por alterações nos vasos sanguíneos e a progesterona estimula a produção de mediadores inflamatórios. Além disso, alguns microrganismos presentes na boca humana sintetizam enzimas

necessárias para a síntese e o catabolismo dos esteróides. Nas mulheres, durante a puberdade, a ovulação, a gravidez e a menopausa, há um aumento da produção de hormonas esteróides sexuais que resulta num aumento da inflamação gengival, caracterizada por aumento gengival, aumento da hemorragia gengival, fluxo de fluido crevicular e alterações microbianas.

22. **Mariotti A et.al., 2013,** [73] Elaborou a influência das hormonas esteróides sexuais sobre o periodonto num artigo de revisão. Examina os efeitos da puberdade, do ciclo menstrual, da gravidez, da menopausa e do uso de contraceptivos orais na saúde periodontal, propondo que os tecidos periodontais são susceptíveis às acções das hormonas esteróides sexuais. A Dinâmica Celular mostrou o envolvimento de androgénios, estrogénios e progestinas na saúde periodontal, particularmente as suas interações com células específicas que podem precipitar doenças periodontais.

23. **Bin Zulkeple HT et.al., 2016** [233] Investigámos a gravidade da destruição periodontal entre as mulheres da Malásia com base no seu estado menopáusico. O estudo foi realizado como um estudo de caso-controlo no qual foram incluídas 50 mulheres sistemicamente saudáveis a quem foi diagnosticada periodontite crónica. Com base na sua história menstrual, foram divididas em dois grupos: o grupo de controlo inclui 25 mulheres com um ciclo menstrual normal, enquanto o grupo de teste inclui 25 mulheres pós-menopáusicas. Os parâmetros clínicos periodontais foram registados e a gravidade da destruição periodontal foi avaliada clinicamente de acordo com a perda de inserção clínica. Concluiu-se que as mulheres na pós-menopausa têm uma destruição periodontal mais grave em comparação com as mulheres na pré-menopausa.

24. **Deepa D et.al., 2016** [234] Num estudo transversal que incluiu 90 mulheres pós-menopáusicas, sugeriu-se que as mulheres após a menopausa corriam o risco de desenvolver doença periodontal destrutiva se não fossem seguidas práticas de higiene oral adequadas. O estudo envolveu uma coorte de noventa mulheres pós-menopáusicas, cuja história da menopausa foi registada. Foram efectuados exames dentários para avaliar vários parâmetros de saúde periodontal, incluindo o índice de placa (IP), o índice gengival (IG), a hemorragia à sondagem (BOP), a profundidade de sondagem da bolsa e o índice periodontal de Russell. No grupo de estudo, a idade média era de 55

anos, com uma média de 10,3 dentes em falta e uma duração média da menopausa de 9,23 anos. Onze por cento das mulheres eram completamente desdentadas e cinco mulheres referiram nunca ter escovado os dentes. O PI médio foi de 1,99, o GI médio foi de 1,74, o BOP médio foi de 52,85 e o índice periodontal de Russell médio foi de 4,34. Onze pacientes apresentavam estágios iniciais de doença periodontal destrutiva, 34 tinham doença periodontal destrutiva estabelecida, enquanto trinta pacientes foram diagnosticados com doença periodontal terminal. Estes resultados indicam que as mulheres pós-menopáusicas são susceptíveis de desenvolver doença periodontal destrutiva se não forem mantidas práticas de higiene oral adequadas.

25. **Al Habashneh R et.al., 2016**[235] Numa associação transversal entre obesidade e periodontite, foram examinadas 400 mulheres pós-menopáusicas com idades compreendidas entre os 50 e os 79 anos. Todas as mulheres preencheram um questionário, fizeram um exame clínico periodontal e registaram o seu peso e altura. Concluíram que o IMC pode estar inversamente associado à prevalência de periodontite, mas positivamente relacionado com a gravidade da periodontite avaliada por vários parâmetros periodontais, tais como CAL, recessão, placa bacteriana e cálculo.

26. **Goyal L et.al.,** 2017 [236] Numa revisão sistemática avaliou-se a força da associação entre osteoporose e periodontite crónica em mulheres na pós-menopausa, avaliada pela densidade mineral óssea (DMO) e perda de inserção clínica, respetivamente. Os dados foram extraídos e submetidos a uma análise descritiva. A triagem de 1188 artigos resultou em 24 artigos elegíveis para revisão com base na triagem do título e do resumo. Destes, 15 estudos foram selecionados para inclusão na revisão sistemática. Entre eles, 10 estudos relataram uma associação entre periodontite e osteoporose. Estes resultados sugerem a importância de avaliar a saúde óssea sistémica em pacientes com periodontite grave e vice-versa. Isto implica que os pacientes com periodontite grave também devem ser avaliados quanto à saúde óssea sistémica e vice-versa.

27. **Wulandari, P. et.al.,** 2017 [237] Afirmaram que havia uma maior prevalência de periodontite em mulheres pós-menopáusicas com mais de 45

anos de idade. Cinquenta e nove mulheres, com idades compreendidas entre os 46 e os 67 anos, praticantes de exercício osteoporótico em East Bekasi, foram incluídas num estudo transversal. As participantes foram submetidas a entrevistas e a um exame periodontal para avaliar a hemorragia gengival, a perda de ligação e a profundidade da bolsa periodontal. Além disso, foram recolhidas amostras de sangue para medir os níveis de estradiol através de um ensaio de imunoabsorção enzimática (ELISA). Um défice de vitamina D tem sido associado a um perfil de citocinas alterado que promove uma inflamação acrescida, caracterizada por níveis elevados de proteína C-reactiva e interleucina 6, e níveis reduzidos de interleucina 10. Tem-se observado que a suplementação de vitamina D diminui a presença de marcadores inflamatórios circulantes. Assim, Luca et al. defendem que as mulheres na menopausa devem manter níveis suficientes de vitamina D para atenuar e gerir a doença periodontal associada à osteoporose.

28. **Passos-Soares et al., em 2017,** [161] fizeram um estudo transversal composto por 492 mulheres na pós-menopausa sobre a Associação entre o tratamento da osteoporose e a periodontite severa em mulheres na pós-menopausa. Um total de 113 mulheres foram submetidas a tratamento para osteoporose, enquanto 379 mulheres não receberam tratamento. O tratamento da osteoporose incluiu estrogénio sistémico isolado ou em combinação com progestina, juntamente com suplementos de cálcio e vitamina D, durante um período mínimo de 6 meses. A periodontite grave foi caracterizada pela presença de, pelo menos, dois locais interproximais do dente com perda de inserção clínica de 6 mm ou mais, e pelo menos um local interproximal com uma profundidade de sondagem de 5 mm ou mais. A experiência de cárie dentária foi avaliada utilizando o índice de dentes cariados, perdidos e obturados (DMFT). As mulheres submetidas a tratamento para a osteoporose exibiram profundidades de sondagem periodontal mais rasas, menor perda de inserção clínica e redução da hemorragia gengival em comparação com as que não estavam a receber tratamento para a osteoporose ($P \leq 0,05$). Entre as mulheres que receberam tratamento para a osteoporose, a média estimada da pontuação do índice CPOD foi de cerca de 20, sendo a falta de dentes o componente mais comum. Em contraste, a pontuação do índice DMFT foi de aproximadamente 19 entre as mulheres não tratadas. Além disso, a prevalência de periodontite grave foi

44% menor no grupo de tratamento da osteoporose em comparação com o grupo não tratado. Concluiu-se que as mulheres tratadas com estrogénio para a osteoporose pós-menopáusica têm uma menor prevalência de periodontite grave do que as mulheres que não estavam a receber tratamento com estrogénio.

29. Uma análise comparativa da fosfatase alcalina salivar em mulheres na pós-menopausa com e sem periodontite foi realizada por **Khumukcham Sophia et al.,** 2017 [238] mostrou que um aumento notável na concentração de ALP foi observado na saliva em mulheres na pós-menopausa com periodontite crónica generalizada, o que pode ser devido ao aumento da inflamação periodontal em mulheres na pós-menopausa. Quarenta indivíduos que cumpriam os critérios de inclusão e exclusão especificados foram incluídos no estudo. Foram estratificados em dois grupos com base no seu índice gengival, profundidade da bolsa de sondagem e nível de inserção clínica: O Grupo I incluía mulheres pós-menopáusicas com um periodonto clinicamente saudável (n=20), enquanto o Grupo II incluía mulheres pós-menopáusicas com periodontite crónica generalizada (n=20). As avaliações clínicas incluíram o Índice de Placa (IP), o Índice Gengival (IG), o Nível de Inserção Clínica (NIC) e a Profundidade da Bolsa de Sondagem (PPD). Foram recolhidas amostras de saliva não estimuladas e analisadas quanto à concentração de fosfatase alcalina (ALP) utilizando os reagentes p-Nitrofenil fosfato e 2-amino-2-metil-1-propanol no auto-analisador AU 480 da Beckman e Coulter. Observou-se que o nível médio de fosfatase alcalina (ALP) na saliva estava elevado no Grupo II em relação ao Grupo I, com uma diferença estatisticamente significativa. Por conseguinte, a ALP salivar pode ser considerada como um biomarcador adicional para o diagnóstico precoce, o desenvolvimento e a progressão da periodontite, especialmente entre as mulheres pós-menopáusicas.

30. **Malvika Singh et al., em** 2018 [239] fizeram uma revisão sobre o estado periodontal em mulheres na pré e pós-menopausa. As mulheres na menopausa também apresentam sinais de doença periodontal, que incluem periodontite e gengivite. A gengivite é uma infeção dos tecidos moles e das gengivas que pode frequentemente ser tratada através de uma raspagem e polimento regulares da dentição. Se não for tratada, a gengivite pode evoluir para periodontite, uma doença inflamatória crónica que se desenvolve como

resultado de uma infeção bacteriana gram-negativa que começa na placa dentária. Esta doença provoca uma perda progressiva e irreversível do osso e da fixação ao ligamento periodontal. Os sinais e sintomas da periodontite incluem sangramento das gengivas, pus entre os dentes e as gengivas, perda ou separação de dentes e gengivas vermelhas e inchadas que podem parecer ter-se descolado dos dentes.

31. **Santiago Arias-Herrera et al., em** 2019 [240] fizeram um estudo sobre a diferença na expressão de mediadores inflamatórios no fluido crevicular gengival em pacientes na pós-menopausa com periodontite crónica com e sem terapia hormonal pós-menopausa, onde trinta indivíduos com periodontite crónica moderada e menopausa foram selecionados e atribuídos a dois grupos de acordo com a presença de terapia hormonal menopáusica. Os parâmetros clínicos periodontais, as amostras microbiológicas e as variáveis imunológicas foram avaliados em ambos os grupos, tendo-se verificado que as mulheres utilizadoras de terapia hormonal na menopausa apresentavam um melhor estado periodontal e diferenças nas variáveis imunológicas em relação às não utilizadoras de terapia hormonal na menopausa. Foram registadas disparidades estatísticas significativas entre os grupos relativamente ao nível de inserção clínica, profundidade de sondagem, interleucina 1β e interleucina 6. Entre as utilizadoras de terapia hormonal não menopáusicas, os hábitos tabágicos, as profundidades de sondagem mais profundas e os níveis elevados de interleucina 6 tenderam a corresponder a níveis aumentados de interleucina 1ß no fluido crevicular gengival (GCF). Estas observações foram consistentes com os níveis séricos de estrogénio, que eram mais elevados no grupo de utilizadores de terapia hormonal na menopausa.

32. **Dabhi RK et.al., 2019,**[241] Avaliámos os efeitos da menopausa na severidade da destruição periodontal. O estudo incluiu 25 mulheres sistemicamente saudáveis, com idades compreendidas entre os 30 e os 65 anos, com periodontite crónica generalizada. Foram divididas em 2 grupos com base no seu historial menstrual; o grupo I tinha 8 mulheres com ciclos menstruais normais e o grupo II tinha 17 mulheres pós-menopáusicas. Foram registados os parâmetros clínicos, o índice de placa, o índice DMFT, o índice gengival e a profundidade da bolsa de sondagem, bem como o osso presente. Verificou-se que existia uma profundidade de sondagem mais profunda e um

suporte ósseo reduzido no grupo de teste em comparação com o grupo de controlo, concluindo assim que as mulheres pós-menopáusicas têm uma destruição periodontal mais grave em comparação com as mulheres pré-menopáusicas.

33. **Jammula Surya Prasanna et al., em 2019** [242] realizaram um estudo transversal de intervenção sobre a análise bioquímica de três fluidos biológicos e a sua resposta à terapia periodontal não cirúrgica em mulheres na pré e pós-menopausa com periodontite. Trinta mulheres, com idades compreendidas entre os 40 e os 60 anos, diagnosticadas com periodontite, foram selecionadas com base no seu estado menstrual. Foram divididas em dois grupos: pré-menopausa e pós-menopausa, cada um composto por 15 participantes. Os níveis de neopterina foram avaliados em ambos os grupos no início e 3 meses após a terapia periodontal não cirúrgica (NSPT). As comparações intergrupos e as análises de redução percentual foram efectuadas utilizando o teste t de amostras independentes, enquanto as comparações intragrupo foram efectuadas utilizando o teste t emparelhado. Registaram-se reduções estatisticamente significativas nos valores médios da saliva, urina e plasma desde o início até 3 meses após o NSPT nos grupos. Os níveis de neopterina exibiram uma redução três meses após a terapia periodontal não cirúrgica (NSPT) em ambos os grupos. Isto indica que a NSPT pode servir como um tratamento de referência e que os níveis de neopterina podem potencialmente servir como um indicador para detetar danos periodontais.

34. **Supanee Thanakun et al., 2019,** [243] revisaram os níveis de Osteocalcina Plasmática Aumentada, Doença Oral e Densidade Óssea Mandibular Alterada em Mulheres na Pós-Menopausa. Foi feito para verificar as diferenças nos níveis plasmáticos de OCN, doença dentária, periodontal e da mucosa oral e alterações da densidade óssea mandibular a partir de radiografia panorâmica e parâmetros sistémicos em mulheres pós-menopáusicas, em comparação com mulheres pré-menopáusicas. O nível médio de osteocalcina (OCN) nas mulheres pós-menopáusicas (425,62 ng/mL) foi significativamente mais elevado em comparação com o grupo pré-menopáusico (234,77 ng/mL, $p < 0,001$). Além disso, as mulheres pós-menopáusicas apresentaram médias significativamente mais elevadas no

número de dentes em falta, perda média de inserção, perda óssea alveolar, contagem de lesões periapicais e pontuação clínica de secura oral ($p=0,008$, $< 0,001$, 0,031, 0,006 e 0,005, respetivamente). No entanto, a densidade óssea mandibular, determinada pelo índice cortical mandibular, foi menor nas mulheres pós-menopáusicas ($p < 0,001$). Não houve diferenças significativas entre os grupos no índice mandibular panorâmico, largura da cortical mandibular, dimensão fractal, ou outras doenças da mucosa oral. A pós-menopausa foi associada ao aumento dos níveis plasmáticos de OCN ($\beta = 0,504$, $p < 0,001$) após o ajuste para covariáveis. Os níveis plasmáticos elevados de OCN, a secura da mucosa oral, um maior número de radiolucências periapicais e dentes em falta, e uma menor densidade óssea mandibular a partir de radiografias panorâmicas foram prevalentes entre as mulheres pós-menopáusicas. Concluindo assim que a OCN plasmática pode interligar uma relação entre o estado pós-menopáusico e a baixa densidade óssea mandibular

35. **Rajan T et.al.,** 2020 [244] Avaliou o estado periodontal entre as mulheres na pós-menopausa. Foi realizado um estudo retrospetivo entre pacientes de uma instituição privada em Chennai de junho de 2019 a março de 2020. A idade média dos pacientes era de 54,31 ± 7,77 anos. Os participantes foram categorizados em três grupos etários: 45 a 60 anos, 60 a 75 anos e 75 a 90 anos. Entre os pacientes com idades compreendidas entre os 45 e os 60 anos, 15,8% apresentavam periodontite, enquanto que entre os pacientes com idades compreendidas entre os 60 e os 75 anos, 3,92% apresentavam periodontite e entre os pacientes com idades compreendidas entre os 75 e os 90 anos, apenas 0,58% apresentavam periodontite. A prevalência de gengivite e periodontite foi mais elevada nas mulheres pós-menopáusicas com idades compreendidas entre os 45 e os 60 anos e mais baixa nas mulheres com idades compreendidas entre os 75 e os 90 anos. A associação entre os diferentes grupos etários e o estado periodontal das mulheres pós-menopáusicas foi avaliada utilizando o teste do qui-quadrado e revelou-se estatisticamente significativa. Além disso, a prevalência de gengivite e periodontite entre as mulheres pós-menopáusicas foi maior no grupo etário dos 45 aos 60 anos.

36. **Mazur I,et.al.,2020;**[245] investigaram cinquenta e nove mulheres com idades compreendidas entre os 25 e os 68 anos, num estudo transversal, e dividiram-nas em dois grupos para comparar os níveis de perda óssea alveolar da maxila e da mandíbula e os marcadores de remodelação óssea nas mulheres em período reprodutivo e pós-menopausa. O Grupo I foi constituído por 42 mulheres em idade reprodutiva e o Grupo II por 17 mulheres no período pós-menopausa. O nível de perda óssea alveolar da mandíbula e da maxila foi avaliado através de radiografia panorâmica dentária e o nível de marcadores de remodelação óssea (telopeptídeo C-terminal beta do colagénio tipo I [*ß-CTx*] e osteocalcina) foi obtido em ambos os grupos. As mulheres no período pós-menopausa têm níveis mais elevados de perda óssea alveolar na mandíbula e na maxila do que as mulheres em idade reprodutiva. O nível de *ß-CTx* e osteocalcina foi significativamente mais elevado no Grupo II, comparativamente ao Grupo I. Assim, conclui-se que Nas mulheres pós-menopáusicas, verificou-se um aumento da perda óssea alveolar, tanto na mandíbula como na maxila, ocorrendo num contexto de remodelação óssea significativamente mais acentuada.

37. **Em 2020, Betsy Joseph et al,**[246] Num estudo transversal que avaliou os níveis e a precisão diagnóstica da osteocalcina salivar (OC), osteonectina (ON) e fragmento de degradação contendo desoxipiridinolina da região telopeptídica C-terminal do colagénio tipo I (CTX) em adultos fumadores com perda óssea periodontal, inscrevemos noventa participantes sistemicamente saudáveis, categorizados em grupos: I) saudáveis, II) periodontite sem história de tabagismo, e III) periodontite com fumadores actuais. Os nossos resultados revelaram uma correlação positiva fraca a moderada entre os níveis de OC, ON e CTX com a profundidade de sondagem (PPD; r = 0,40, 0,32 e 0,36) e a perda óssea alveolar (BL; r = 0,58, 0,38 e 0,51) (p < 0,01). Os fumadores com periodontite foram eficazmente diferenciados dos controlos saudáveis utilizando um limiar de 15,25 ng/mL para OC (AUC: 0,870; 95% CI: 0,757-0,943; YI: 0,693; p < 0,0001). Além disso, com um ponto de corte BL de 33,33%, o OC salivar a 19,24 ng/mL apresentou uma discriminação óptima (AUC: 0,809; 95% CI: 0,686-0,900; Se: 80,0%; Sp: 73,47%; YI: 0,534). Notavelmente, ao considerar uma PD de 6 mm como ponto de corte, um nível de OC de 16,45 ng/mL demonstrou

uma excelente discriminação (AUC: 0,811; 95% CI: 0,688-0,901; Se: 92,31%; Sp: 65,22%; YI: 0,575) entre indivíduos saudáveis e fumadores com periodontite. Estes correlacionaram-se positivamente com PPD e BL com uma diferença notável entre pacientes saudáveis e doentes.

38. **Agrawal R et al., 2021**[247] Demonstrou que os efeitos da menopausa têm um impacto substancial na saúde periodontal em mulheres pós-menopáusicas, tornando-as mais susceptíveis a infecções periodontais, uma vez que houve um contraste significativo nos indicadores clínicos entre os grupos com variações no índice médio de placa, índice gengival e índice de cálculo, juntamente com sinais clínicos de profundidade de sondagem e níveis de fixação clínica. Foram analisadas 60 pacientes do sexo feminino, com idades entre 40 e 60 anos. O Grupo I (teste) incluiu 30 mulheres pré-menopáusicas com ou sem periodontite crónica, enquanto o Grupo II (controlo) incluiu 30 mulheres pós-menopáusicas com ou sem periodontite crónica. Após o registo dos parâmetros clínicos, foram atribuídas pontuações a cada paciente utilizando o Ortopantomógrafo. As pontuações médias do índice de placa, do índice gengival, do índice de cálculo, da profundidade de sondagem da bolsa e da perda de inserção clínica foram mais baixas no grupo pré-menopáusico do que no grupo pós-menopáusico. Foram observadas variações estatísticas significativas entre os dois grupos, concluindo assim que as mulheres pós-menopáusicas são mais susceptíveis à periodontite.

39. **Duncea Iet.al.,** 2022 [248] determinaram a relação entre a doença periodontal e a osteoporose em mulheres na pós-menopausa e concluíram que as mulheres na pós-menopausa com osteoporose tinham seis vezes mais probabilidade de ter doença periodontal. Entre 2018 e 2020, foi realizado um estudo que envolveu 97 pacientes na menopausa com idades entre 47 e 76 anos, compreendendo dois grupos: (1) indivíduos diagnosticados com osteoporose, com uma idade média de 62,42 ± 7,85 anos, e (2) um grupo de controlo sem osteoporose, com uma idade média de 56,80 ± 7,00 anos. No grupo (1), as avaliações foram feitas na coluna lombar (L1-L4), no fémur proximal e na mandíbula. Os resultados revelaram que a densidade mineral óssea (DMO) lombar média foi de 0,87 no grupo 1 e 0,96 no grupo 2, a DMO do colo do fémur foi de 0,80 no grupo 1 e 0,88 no grupo 2, e a DMO mandibular foi de 1,22 no grupo 1 e 1,27 no grupo 2 ($p<0,05$). Verificou-se que as mulheres pós-menopáusicas com osteoporose tinham uma

probabilidade seis vezes maior de sofrer de doença periodontal. Para além disso, a densidade mineral óssea reduzida foi inversamente associada ao risco de desenvolver doença periodontal. A diminuição da densidade mineral óssea foi negativamente correlacionada com o risco de desenvolver doença periodontal.

40. **Haimov-Kochman R et al., 2023**[249] Discutiram a utilização de bifosfonatos e da terapia de substituição de estrogénio no tratamento da periodontite pós-menopausa. Neste estudo, destacaram a relação entre a densidade óssea e a periodontite em mulheres pós-menopáusicas, sugerindo que estes tratamentos podem ajudar a gerir ambas as condições e concluíram afirmando a importância de avaliar o estado periodontal em mulheres pós-menopáusicas e de considerar os bisfosfonatos como uma opção terapêutica.

Discussão:

A periodontite é uma doença imunoinflamatória de etiologia microbiana. A doença, pela sua progressão, conduz a sinais clínicos como a formação de bolsas com perda concomitante de inserção, mobilidade, perda óssea e, por fim, perda dentária. A progressão da perda de inserção ocorre normalmente de forma lenta, mas também podem ocorrer períodos de progressão rápida.

Bullon et al,[81] documentaram que níveis reduzidos de osteocalcina na corrente sanguínea se correlacionam com um aumento notável na redução da profundidade de sondagem e do nível de fixação clínica após o tratamento periodontal em mulheres pós-menopáusicas. Para além disso, concentrações reduzidas de osteocalcina na saliva estão significativamente associadas a uma maior redução da profundidade de sondagem. **Leiff.s. Et al.,** [250] afirmaram um aumento da perda de inserção clínica que causou uma infeção periodontal ativa que é acelerada durante a fase pós-menopausa. **Lorne et al,**[251] demonstraram a eficácia terapêutica de doses subantimicrobianas alargadas de doxiciclina na atenuação da degradação do colagénio periodontal e da perda óssea alveolar em mulheres pós-menopáusicas. Vários estudos efectuados por **Cekiei et al., Charles et al,** [252] relataram uma elevada prevalência de doença periodontal com o aumento da idade. Num estudo de **Grossi et al,** [253] a idade surgiu como a única variável mais fortemente associada à perda de inserção. Um estudo de **Khulood et al,** [254] mostrou inflamação gengival entre o grupo pós-menopáusico, em oposição ao grupo de controlo normal, o que estava de acordo com os estudos de **Ceikici et al. e Yacin et al,** [252] que concluíram o aumento da inflamação gengival entre as mulheres pós-menopáusicas. **Kimura et al,**[255] concluíram que a diminuição da concentração dos estrogénios circulantes nas mulheres pós-menopáusicas pode resultar no aumento da profundidade da bolsa de sondagem e na perda de inserção clínica. **Inagaki et al,** [256] na sua investigação da profundidade de bolsa, revelaram um contraste significativo entre as coortes de controlo e pós-menopáusicas, sugerindo uma potencial ligação entre o estado pós-menopáusico e a deterioração periodontal. A deficiência de estrogénio contribui para o avanço da doença periodontal e para a perda de osso alveolar, dado o seu suposto envolvimento na síntese e manutenção do colagénio. Adicionalmente, é colocada a hipótese de os níveis de PGE2 no fluido crevicular gengival poderem aumentar durante a menopausa, correlacionando-se potencialmente com um aumento da profundidade de sondagem.

Como consequência de uma diminuição dos níveis de estrogénio durante a menopausa, os efeitos anti-inflamatórios desta hormona no periodonto cessam, levando a uma saúde periodontal comprometida. A degradação microbiana dos dentes e os subprodutos metabólicos resultantes desempenham um papel significativo na causa de danos nos tecidos periodontais **Zorina O.A. et al., 2011** [257]**.** A análise revelou um contraste significativo nos indicadores clínicos entre os grupos estudados, com variações estatisticamente notáveis observadas nas pontuações médias do índice de placa, do índice gengival e do índice de cálculo, bem como na perda de inserção clínica e no aprofundamento da profundidade de sondagem. Com base nos resultados de um estudo realizado por **Richa Agarwal et.al., 2021** [258]pode inferir-se que os efeitos da menopausa têm um impacto substancial na saúde periodontal das mulheres pós-menopáusicas, tornando-as mais susceptíveis a infecções periodontais. A placa dentária é composta por células microbianas pertencentes a diversos grupos taxonómicos, embora apenas algumas espécies sejam fundamentais para o desenvolvimento da periodontite. Entre os principais agentes patogénicos periodontais encontram-se Actinobacillus actinomycetemcomitans, espécies de Bacteroides e Prevotella, espécies de Porphyromonas, bem como bactérias gram-positivas como Peptostreptococcus e Streptococcus **Zorina O.A. et al., 2011** [257]. A importância dos microrganismos anaeróbios na patogénese das doenças inflamatórias periodontais é sublinhada pelos resultados de estudos culturais e de genética molecular sobre a composição das bolsas bacterianas. Os estudos revelam uma correlação entre a gravidade da periodontite e a extensão da colonização por espiroquetas, Prevotella e bactérias Porphyromonas, juntamente com a sua frequência de deteção **Kosenko K.N. et al., 2000;**[256]

Na progressão da periodontite crónica, vários factores contribuem para a retenção da placa bacteriana, para além dos agentes infecciosos envolvidos na patogénese. Estes factores incluem a predisposição genética, alterações no metabolismo dos componentes do tecido conjuntivo, anomalias na estrutura dentária, hábitos alimentares, propriedades da saliva, perturbações na secreção de IgA, lesões e anomalias estruturais nos tecidos moles orais **Tebloeva L.M. Gurevich K.G., 2014** [259]. Atualmente, a terapia de substituição hormonal sistémica que utiliza formulações combinadas contendo estrogénios naturais e progestinas (progesterona) é amplamente reconhecida como uma abordagem viável para a prevenção e gestão de distúrbios da homeostase dos tecidos em mulheres pós-menopáusicas. De acordo com uma vasta evidência, esta terapia revela-se eficaz na preservação da saúde cardiovascular e da integridade dos tecidos, nomeadamente na prevenção de perturbações semelhantes em aspectos específicos do metabolismo lipídico **Lünenfeld B., 2014** [256]. Um estudo significativo que envolveu 42 171 mulheres pós-menopáusicas nos EUA revelou uma redução de 24% na perda de dentes entre as mulheres submetidas a terapia hormonal de substituição **Grodstein et al., 1998** [260] **R. Meisel et al. 2008** [215]. Além disso, em comparações de condições dentárias entre géneros, as mulheres submetidas a terapia de substituição hormonal apresentaram uma maior contagem de dentes em comparação com os homens da mesma faixa etária.

Vários estudos demonstraram que a terapia de substituição de estrogénios, quer em mulheres em menopausa natural ou cirúrgica, diminui a produção de citocinas inflamatórias como a IL-1β, a IL-6 e o TNFα pelas células mononucleares do sangue, juntamente com mediadores lipídicos da inflamação **Leimola-Virtanen R. et al., 2000** [256]**Tarkkila L; et al., 2010** [256]. As alterações no sistema microcirculatório também desempenham um papel significativo no aparecimento de doenças periodontais durante a pós-menopausa **Scardina GA, Messina R., 2012** [261]. A desregulação microvascular pode levar à hipóxia crónica nos tecidos periodontais, perturbando a sua nutrição e resultando na deterioração da estrutura dos tecidos nas doenças periodontais. Além disso, os microvasos, particularmente os seus revestimentos endoteliais, servem de barreira protetora contra danos excessivos nos tecidos em condições como a inflamação e a isquemia. O comprometimento desta barreira em distúrbios da microcirculação pode provocar respostas defensivas intensificadas, contribuindo para a patogénese das doenças periodontais **Rudneva E.V. et al., 2005** [256]

Convencionalmente, as doenças periodontais estão ligadas a processos sistémicos do organismo. Várias doenças estão inequivocamente associadas aos danos periodontais, nomeadamente a diabetes, a hipertensão arterial, a doença cardíaca isquémica e as doenças crónicas do trato gastrointestinal, que são frequentemente observadas em mulheres pós-menopáusicas. Através de uma revisão abrangente dos dados da literatura, torna-se evidente que são identificados, em diferentes graus, numerosos factores etiopatológicos que contribuem para o desenvolvimento da doença periodontal nas mulheres pós-menopáusicas. A ausência de hormonas sexuais femininas desempenha um papel fundamental na formação destes factores. Durante esta fase, a deficiência de hormonas sexuais precipita alterações imunológicas, hematológicas, endócrinas, metabólicas e outras na fisiologia feminina, que constituem componentes integrais da etiopatogénese da doença periodontal.

O osso, enquanto tecido dinâmico, apresenta capacidades notáveis de rápida regeneração, manutenção da massa corporal e resistência a diversas tensões físicas. É submetido a uma formação contínua (osteogénese) e a uma reestruturação (remodelação). A remodelação, um fenómeno fundamental, permite que as propriedades mecânicas do osso se adaptem às condições ambientais em constante mudança **Frost N.M., 2000** [262]**.** O crescimento e a renovação do esqueleto envolvem a regeneração de microdanos e a regulação da transferência de minerais para dentro e para fora da corrente sanguínea. O equilíbrio entre a reabsorção e a formação de tecido ósseo é regulado por vários factores hormonais implicados na homeostase do cálcio, incluindo a hormona paratiroide, a calcitonina, os metabolitos da vitamina D, bem como as hormonas sexuais, as hormonas da tiroide, os glucocorticóides, a hormona do crescimento, a insulina, as prostaglandinas e as citocinas de ação local **Endo I., Matsumoto T., 2009** [263]**; Nakashima T., 2013** [256]**; Kondo T. et al., 2014** [264]**.**

O processo de remodelação óssea é impulsionado pela interação entre dois tipos de células: osteoblastos e osteoclastos, e envolve uma série de fases sequenciais que incluem a ativação, a reabsorção, a reversão, a formação e a quiescência. Esta remodelação do tecido ósseo ocorre em resposta a cargas mecânicas que actuam sobre o osso, sendo que aproximadamente 4-10% da massa óssea total é renovada anualmente. O conceito de remodelação óssea, particularmente no osso denso e poroso, é frequentemente descrito em termos de Unidade Multicelular Básica (BMU) ou Unidade de Remodelação Óssea (BRU). Criado por **N.M. Frost em 1990** [262]Este termo delineia a interação entre osteoblastos, osteoclastos e os seus precursores durante a remodelação óssea. A BMU inclui osteoclastos, osteoblastos, células mesenquimatosas activas e redes capilares. Estima-se que cerca de um milhão destas unidades estejam activas no esqueleto humano em qualquer momento, com uma maior prevalência no osso trabecular devido à sua maior área de superfície em relação ao volume, em comparação com o osso cortical. Consequentemente, as perturbações nos processos de remodelação são mais pronunciadas no osso esponjoso do que no osso cortical em condições como a osteoporose **Frost N.M., 2000** [262]**.**

De acordo com os conhecimentos actuais, a desregulação do sistema de osteoprotegerina (OPG), ativador do recetor de NF-kB (RANK) e ligando RANK (RANKL) está implicada no aumento da atividade dos osteoclastos. Os osteoblastos expressam receptores de superfície para RANK, que, ao ligarem-se ao RANKL, estimulam a ativação dos osteoclastos. A interação RANKL-RANK ativa os osteoclastos, promovendo a sua atividade de reabsorção. A OPG funciona ligando-se ao RANKL, inibindo assim a sua capacidade de ativar os osteoclastos através do RANK, reduzindo consequentemente a osteoclastogénese e a atividade dos osteoclastos **Boyce B.F., Xing L., 2007** [265]**.** O sistema RANKL-RANK-OPG desempenha um papel fundamental na regulação da função de reabsorção dos osteoclastos e serve como um componente crucial no mecanismo de controlo parácrino local das células do tecido ósseo, potencialmente mediando interações com outras moléculas envolvidas na remodelação óssea **Sagalovski S. et al., 2012** [265]**Boyce V.F., Xing L., 2008** [263]**Walsh MS, Choi Y., 2014** [256]**.** Os factores de risco estabelecidos para a osteoporose incluem a idade avançada, o sexo feminino, o baixo índice de massa corporal, a anorexia, o tabagismo, a ingestão inadequada de cálcio e vitamina D, bem como a utilização de medicamentos como os glucocorticóides e os anticonvulsivantes **Akimova D.V., 2014** [265]**; Lane NE, 2006** [256]**.**

A deficiência de estrogénio é o principal fator na patogénese da osteoporose pós-menopáusica, iniciando a ativação de factores de reabsorção óssea e reduzindo a produção de agentes formadores de osso. Níveis adequados de

estrogénio exercem efeitos locais nos osteoblastos, incluindo a produção de factores de crescimento como o fator de crescimento semelhante à insulina 1, a osteoprotegerina e o fator de crescimento transformador β, bem como a inibição da interleucina-1 e do ativador do recetor do ligando do fator nuclear κB (RANKL) **Ermakova I.P. et al., 2008**[263]**Imai Y., 2014** [256]. Durante a menopausa, a deficiência de esteróides sexuais inclina o equilíbrio para a reabsorção óssea sobre os processos de remodelação, levando ao aparecimento de osteopenia e osteoporose **Smetnik V.P., Smetnik A.A., 2013** [266]. Além disso, a redução da absorção de cálcio no intestino e a consequente deficiência de vitamina D podem também contribuir para a génese da osteoporose pós-menopáusica.
Várias observações clínicas centraram-se nas caraterísticas distintivas da progressão e do prognóstico das doenças periodontais em indivíduos com osteoporose sistémica. Estudos efectuados por **Dmitrieva e Atrushkevich 2009** [267] **e Martinez-Maestre et al.**, 2010 [268] destacaram que as condições inflamatórias periodontais se manifestam mais severamente na presença de osteoporose sistémica. **Guiglia et al. 2013** [256] demonstraram a natureza generalizada e o aumento da gravidade das doenças periodontais no contexto da osteoporose sistémica. Os pacientes na pós-menopausa constituem um subgrupo distinto. De acordo com **Maksimovsky et al., 1991** [269]mulheres na pós-menopausa com osteoporose, mesmo na ausência de doença periodontal, apresentam altura reduzida da parede interdental, presença de lesões osteoporóticas no corpo mandibular e diminuição da densidade do rebordo alveolar.

A literatura existente sugere uma forte associação entre o dano periodontal e a osteoporose, embora esta relação permaneça insuficientemente explorada e pertinente. O estado da remodelação do tecido ósseo influencia significativamente o início e a progressão da periodontite nas mulheres pós-menopáusicas. No entanto, isto apenas arranha a superfície da compreensão da complexa interação entre a menopausa e a saúde periodontal. São necessários mais esforços de investigação para aprofundar os mecanismos subjacentes e explorar potenciais intervenções preventivas e terapêuticas. É evidente que desvendar toda a extensão desta relação é crucial para fazer avançar os nossos esforços no sentido de mitigar o impacto da doença periodontal nas mulheres pós-menopáusicas.

Conclusão:

A menopausa representa uma fase inevitável no ciclo de vida de todas as mulheres, mas, lamentavelmente, recebe frequentemente pouca atenção por parte dos prestadores de cuidados de saúde. As lesões orais que surgem durante a menopausa, embora ligeiramente menos distintivas do que os sintomas sistémicos, tendem a ser inespecíficas mas perceptíveis. A sua presença prolongada conduz frequentemente a um desconforto persistente na mucosa oral e a alterações observáveis no periodonto. A diminuição da produção salivar e as alterações na composição da saliva podem ter um impacto profundo na saúde da mucosa oral, dentária e periodontal, aumentando a vulnerabilidade a infecções e lesões mecânicas. Infelizmente, estas condições não estão frequentemente relacionadas com o declínio dos níveis hormonais de estrogénio caraterístico desta fase, que instiga alterações fisiológicas em vários tecidos, incluindo a cavidade oral.

A consulta médica torna-se imperativa devido à possibilidade de a menopausa, apesar de ser um processo fisiológico natural, induzir alterações patológicas significativas. Consequentemente, dada a diversidade de queixas e sintomas que se manifestam na cavidade oral, as mulheres na menopausa representam um grupo demográfico substancial que merece atenção preventiva e terapêutica especializada, tanto por parte dos médicos como dos dentistas, durante esta fase específica da vida. Deve ser dada ênfase à obtenção de uma história clínica completa, incluindo doenças sistémicas e utilização de medicação durante as consultas. Deve ser efectuado um exame intra-oral completo, incluindo a avaliação meticulosa das membranas mucosas, a avaliação das condições periodontais e dentárias e a avaliação do fluxo salivar. O reconhecimento de que a saúde oral é parte integrante da saúde geral, com implicações diretas no bem-estar físico e mental de um indivíduo, sublinha a importância da deteção precoce de alterações orais nas mulheres pós-menopáusicas. Este aspeto deve ser considerado a par de outras alterações sistémicas. Além disso, existe uma necessidade premente de desenvolvimento de diretrizes adaptadas às mulheres na menopausa, delineando as melhores práticas de saúde oral e modificações no estilo de vida.

Verificou-se que a ocorrência da menopausa tem um impacto notável na densidade do osso alveolar, bem como na extensão da perda óssea alveolar. Além disso, parece que a menopausa afecta significativamente a gravidade de vários parâmetros relacionados com a doença periodontal. A menopausa pode desempenhar um papel crucial no avanço da doença periodontal entre as mulheres com idades compreendidas entre os 40 e os 60 anos. As mulheres pós-menopáusicas apresentaram uma suscetibilidade acentuadamente elevada à periodontite em comparação com as suas homólogas não menopáusicas. Além disso, a implementação da Terapia de Substituição Hormonal (TRH) entre as mulheres pós-menopáusicas demonstrou potencial para diminuir a prevalência da periodontite.

A presença de hormonas sexuais femininas, por si só, não conduz a alterações gengivais de forma independente. No entanto, estas hormonas têm a capacidade de modular as reacções do tecido periodontal à placa microbiana, influenciando assim indiretamente o desenvolvimento da doença periodontal.

Além disso, a adoção de uma dieta equilibrada rica em cálcio e vitamina D não só promove a saúde esquelética como também ajuda a manter uma saúde oral óptima. Os dentistas e os profissionais de saúde devem dar prioridade a exames orais abrangentes e à educação sobre práticas de higiene oral adaptadas às necessidades específicas das mulheres pós-menopáusicas. Além disso, a correlação entre a saúde oral e as condições sistémicas, como as doenças cardiovasculares e a diabetes, realça as implicações mais amplas da higiene oral na saúde e no bem-estar geral, particularmente em populações vulneráveis como as mulheres pós-menopáusicas. Ao dar prioridade à higiene oral, este grupo demográfico pode melhorar a sua qualidade de vida, reduzir os custos de saúde associados às doenças orais e atenuar o risco de complicações sistémicas de saúde.

Em conclusão, promover a sensibilização, a educação e intervenções proactivas de cuidados de saúde oral adaptadas às necessidades específicas das mulheres pós-menopáusicas são passos essenciais para promover a sua saúde oral e sistémica, contribuindo, em última análise, para uma fase da vida pós-menopáusica mais saudável e gratificante.

Bibliografia:

1. Epidemiologia global da cárie dentária e da periodontite grave - uma revisão exaustiva, https://onlinelibrary.wiley.com/doi/abs/10.1111/jcpe.12677.

2. Van Dyke TE, Dave S. Factores de risco para a periodontite. *J Int Acad Periodontol*, https://www.ncbi.nlm.nih.gov/pmc/articles/PMC1351013/ (2005).

3. Tratamento periodontal de mulheres pós-menopáusicas, https://search.proquest.com/openview/679d5f7d205b5e47afa2c515e403bd73/1?pq-origsite=gscholar&cbl=1316336.

4. Li Y, Lee S, Hujoel P, et al. Prevalência e gravidade da gengivite em adultos americanos. *Am J Dent* 2010; 23: 9-13.

5. Slots J, Ting M. Actinobacillus actinomycetemcomitans e Porphyromonas gingivalis na doença periodontal humana: ocorrência e tratamento. *Periodontol 2000* 1999; 20: 82-121.

6. Kritz-Silverstein D, Barrett-Connor E. Early menopause, number of reproductive years, and bone mineral density in postmenopausal women. *Am J Public Health* 1993; 83: 983-988.

7. Baxter JC. Osteoporose: manifestações orais de uma doença sistémica. *Quintessence Int* 1987; 18: 427-429.

8. Shapiro S, Bomberg TJ, Benson BW, et al. Postmenopausal osteoporosis: dental patients at risk. *Gerodontia* 1985; 1: 220-225.

9. Wardrop RW, Hailes J, Burger H, et al. Desconforto oral na menopausa. *Oral Surg Oral Med Oral Pathol* 1989; 67: 535-540.

10. Ostberg AL, Halling A, Lindblad U. Gender differences in knowledge, attitude, behavior and perceived oral health among adolescents. *Ata Odontol Scand* 1999; 57: 231-236.

11. Factores de risco da doença periodontal: revisão da literatura, https://www.hindawi.com/journals/ijd/2014/182513/abs/.

12. Salvi GE, Lawrence HP, Offenbacher S, et al. Influência dos factores de risco na patogénese da periodontite. *Periodontol 2000* 1997; 14: 173-201.

13. Mascarenhas P, Gapski R, Al-Shammari K, et al. Influência das hormonas sexuais no periodonto. *J Clin Periodontol* 2003; 30: 671-681.

14. *Anais de Periodontologia.* Academia Americana de Periodontologia, 2001.

15. Deepa D. Influências do estrogénio e da progesterona no periodonto - Uma revisão. *CODS-Journal of Dentistry*, https://www.codsjod.com/abstractArticleContentBrowse/CODS/55/6/1/7995/abstractArticle/Article (2015).

16. Guncu G, Tozum TF. Os efeitos do estrogénio, progesterona e testosterona nos tecidos periodontais. *Jornal da Faculdade de Medicina Dentária da Universidade de Gazi.*

17. Dutt P, Chaudhary S, Kumar P. Oral health and menopause: a comprehensive review on current knowledge and associated dental management. *Ann Med Health Sci Res* 2013; 3: 320-323.

18. Meurman JH, Tarkkila L, Tiitinen A. The menopause and oral health. *Maturitas* 2009; 63: 56-62.

19. Straub RH. The complex role of estrogens in inflammation. *Endocr Rev* 2007; 28: 521-574.

20. Stachowiak G. Menopauza a stan jamy ustnej. *Med Trib Med News.*

21. menopausa e saúde oral, https://www.ncbi.nlm.nih.gov/pmc/articles/PMC4195183/.

22. Park HS, Hwang SJ, Cho MJ, et al. Influência do ciclo menstrual nos marcadores inflamatórios do fluido crevicular gengival: estudo piloto. *J Dent Hyg*, https://www.jkdhs.org/journal/view.html?spage=71&volume=12&number=1 (2012).

23. Jafri Z, Bhardwaj A, Sawai M, et al. Influência das hormonas sexuais femininas no periodonto: Uma série de casos. *J Nat Sci Biol Med* 2015; 6: S146-9.

24. De Mello A, Chavez A, Mukarram M, et al. Menopausal symptoms in the Southwest United States: Uma pesquisa transversal de mulheres de áreas com diferentes recursos socioeconômicos. *Maturitas* 2021; 154: 7-12.

25. Thomas KE. PREVALÊNCIA DE PERIODONTITE CRÓNICA EM MULHERES PÓS-MENOPÁUSICAS - A TERAPIA DE SUBSTITUIÇÃO HORMONAL É UM REMÉDIO? *Res J Pharm Biol Chem Sci*, https://www.researchgate.net/profile/Kanakam-Elizabeth-Thomas/publication/312498436_PREVALENCE_OF_CHRONIC_PERIODONTITIS_AMONG_POST_MENOPAUSAL_WOMENHORMONE_REPLACEMENT_THERAPY_A_REMEDY/links/587f8a84a6fdccc5f7849f28/PREVALENCE-OF-CHRONIC-PERIODONTITIS-AMONG-POST-MENOPAUSAL-WOMENHORMONE-REPLACEMENT-THERAPY-A-REMEDY.pdf (2014).

26. *Doença periodontal e saúde geral: A Clinician's Guide*. Professional Audience Communications, 2010.

27. Park K-Y, Kim M-H, Choi S-H, et al. Associação da periodontite com a menopausa e a terapia de substituição hormonal: um estudo de coorte hospitalar utilizando um modelo de dados comum. *J Periodontal Implant Sci* 2023; 53: 184-193.

28. Lee Y, Kim I, Song J, et al. A relação entre a terapia de reposição hormonal e a doença periodontal em mulheres na pós-menopausa: um

estudo transversal do Korea National Health and Nutrition Examination Survey de 2007 a 2012. *BMC Oral Health* 2019; 19: 151.

29. Hajishengallis G, Darveau RP, Curtis MA. The keystone-pathogen hypothesis. *Nat Rev Microbiol* 2012; 10: 717-725.

30. Lamont RJ, Hajishengallis G. Sinergia polimicrobiana e disbiose na doença inflamatória. *Tendências Mol Med* 2015; 21: 172-183.

31. Shi B, Chang M, Martin J, et al. Alterações dinâmicas no microbioma subgengival e o seu potencial para o diagnóstico e prognóstico da periodontite. *MBio* 2015; 6: e01926-14.

32. Bergström J. Tobacco smoking and chronic destructive periodontal disease. *Odontology* 2004; 92: 1-8.

33. Loe H, Theilade E, Jensen SB. Experimental gingivitis in man. *J Periodontol* 1965; 36: 177-187.

34. Theilade E, Wright WH, Jensen SB, et al. Gengivite experimental no homem. II. Uma investigação clínica e bacteriológica longitudinal. *J Periodontal Res* 1966; 1: 1-13.

35. Hillman JD, Socransky SS, Shivers M. The relationships between streptococcal species and periodontopathic bacteria in human dental plaque. *Arch Oral Biol* 1985; 30: 791-795.

36. Quorum sensing de agentes patogénicos periodontais, https://www.ncbi.nlm.nih.gov/pmc/articles/PMC4993591/.

37. A placa dentária como um biofilme e uma comunidade microbiana - implicações para a saúde e a doença, https://bmcoralhealth.biomedcentral.com/articles/10.1186/1472-6831-6-S1-S14.

38. Marsh PD. A placa dentária como um biofilme microbiano. *Caries Res* 2004; 38: 204-211.

39. Hirschfeld J, Chapple ILC. *Periodontite e Doenças Sistémicas: Clinical Evidence and Biological Plausibility*. Quintessenz Verlag, 2021.

40. Socransky SS, Gibbons RJ, Dale AC, et al. The microbiota of the gingival crevice area of man-I: Total microscopic and viable counts and counts of specific organisms. *Arch Oral Biol*, https://www.sciencedirect.com/science/article/pii/0003996963900190 (1963).

41. Manakil J. *Doenças periodontais: A Clinician's Guide*. BoD - Books on Demand, 2012.

42. Silva N, Abusleme L, Bravo D, et al. Mecanismos de resposta do hospedeiro nas doenças periodontais. *J Appl Oral Sci* 2015; 23: 329-355.

43. Manipulação microbiana da interação entre receptores na imunidade inata, https://www.nature.com/articles/nri2918.

44. Page RC, Schroeder HE. Patogénese da doença periodontal inflamatória. Um resumo do trabalho atual. *Lab Invest* 1976; 34: 235-249.

45. Organização Mundial de Saúde (OMS) W. Research on the menopause in the 1990s. Genebra: OMS; 1996. *Série de relatórios técnicos da OMS.*

46. Cooper GS, Sandler DP. Age at natural menopause and mortality. *Ann Epidemiol* 1998; 8: 229-235.

47. Kelsey JL, Gammon MD, John EM. Reproductive factors and breast cancer. *Epidemiol Rev* 1993; 15: 36-47.

48. Falcone T, Hurd WW. *Clinical Reproductive Medicine and Surgery: A Practical Guide*. Springer Science & Business Media, 2013.

49. Drake MT, Clarke BL, Lewiecki EM. A fisiopatologia e o tratamento da osteoporose. *Clin Ther* 2015; 37: 1837-1850.

50. Sengupta A. The emergence of the menopause in India (A emergência da menopausa na Índia). *Climacteric* 2003; 6: 92-95.

51. *Investigação sobre a menopausa na década de 1990: Relatório de um grupo científico da OMS*. Organização Mundial de Saúde, 1996.

52. *Inquérito Nacional de Saúde Familiar (NFHS-3), 2005-06: Índia (2 v. + suppl.)*. Instituto Internacional de Ciências da População, 2007.

53. para as Ciências da População II, (Programa) OMM. *Inquérito Nacional de Saúde Familiar (NFHS-2), 1998-99: Índia*. Instituto Internacional de Ciências da População, 2000.

54. Amar S, Chung KM. Influência da variação hormonal no periodonto em mulheres. *Periodontol 2000* 1994; 6: 79-87.

55. Scardina GA, Messina P. Microcirculação oral na pós-menopausa: uma possível correlação com a periodontite. *Gerodontology* 2012; 29: e1045-51.

56. Frutos R, Rodríguez S, Miralles-Jorda L, et al. Manifestações orais e tratamento dentário na menopausa. *Med Oral* 2002; 7: 26-30, 31-5.

57. Kribbs PJ. Comparação do osso mandibular em mulheres normais e osteoporóticas. *J Prosthet Dent* 1990; 63: 218-222.

58. Friedlander AH. A fisiologia, a gestão médica e as implicações orais da menopausa. *J Am Dent Assoc* 2002; 133: 73-81.

59. Baxter JC. Osteopenia esquelética e reabsorção da crista residual. *The Journal of prosthetic dentistry* 1989; 62: 492.

60. Imirzalioglu P, Yuzugullu B, Gulsahi A. Correlação entre a reabsorção da crista residual e os índices radiomorfométricos. *Gerodontologia* 2012; 29: e536-42.

61. Sultan N, Rao J. Associação entre doença periodontal e densidade mineral óssea em mulheres na pós-menopausa: um estudo transversal. *Med Oral Patol Oral Cir Bucal* 2011; 16: e440-7.

62. Abusleme L, Dupuy AK, Dutzan N, et al. O microbioma subgengival na saúde e periodontite e sua relação com a biomassa da comunidade e inflamação. *ISME J* 2013; 7: 1016-1025.

63. Fox S, Leitch AE, Duffin R, et al. Neutrophil apoptosis: relevance to the innate immune response and inflammatory disease. *J Innate Immun* 2010; 2: 216-227.

64. Paul O, Arora P, Mayer M, et al. Inflammation in Periodontal Disease: Possible Link to Vascular Disease. *Front Physiol* 2020; 11: 609614.

65. Gao J, Chen L, Zhou J, et al. Um estudo caso-controlo sobre os factores etiológicos envolvidos em pacientes com síndrome da boca ardente. *J Oral Pathol Med* 2009; 38: 24-28.

66. Ben Aryeh H, Gottlieb I, Ish-Shalom S, et al. Queixas orais relacionadas com a menopausa. *Maturitas* 1996; 24: 185-189.

67. Guggenheimer J, Moore PA. Xerostomia: etiologia, reconhecimento e tratamento. *J Am Dent Assoc* 2003; 134: 61-9; quiz 118-9.

68. Välimaa H, Savolainen S, Soukka T, et al. O recetor de estrogénio-beta é o subtipo predominante de recetor de estrogénio no epitélio oral e nas glândulas salivares humanas. *J Endocrinol* 2004; 180: 55-62.

69. Tivis LJ, Richardson MD, Peddi E, et al. Saliva versus estradiol sérico: implicações para estudos de investigação com mulheres pós-menopáusicas. *Prog Neuropsychopharmacol Biol Psychiatry* 2005; 29: 727-732.

70. Minicucci EM, Pires RBC, Vieira RA, et al. Avaliando o impacto da menopausa no fluxo salivar e na xerostomia. *Aust Dent J* 2013; 58: 230-234.

71. Sewón L, Laine M, Karjalainen S, et al. The effect of hormone replacement therapy on salivary calcium concentrations in menopausal women. *Arch Oral Biol* 2000; 45: 201-206.

72. Rose LF, Kaye D. Internal medicine for dentistry. *(Sem título)*, https://cir.nii.ac.jp/crid/1130282273149323648 (1990).

73. Mariotti A, Mawhinney M. Endocrinologia das hormonas esteróides sexuais e dinâmica celular no periodonto. *Periodontol 2000* 2013; 61: 69-88.

74. Wiklund I, Karlberg J, Mattsson LA. Quality of life of postmenopausal women on a regimen of transdermal estradiol therapy: a double-blind placebo-controlled study. *Am J Obstet Gynecol* 1993; 168: 824-830.

75. Sociedade Norte-Americana de Menopausa. *Menopause Practice: A Clinician's Guide*. Sociedade Norte-Americana de Menopausa, 2007.

76. Haimov-Kochman R, Kochman T, Stabholz A, et al. Biphosphonate and estrogen replacement therapy for postmenopausal periodontitis. *IMAJ-RAMAT GAN-* 2004; 6: 173-177.

77. Sooriyamoorthy M, Gower DB. Hormonal influences on gingival tissue: relationship to periodontal disease. *J Clin Periodontol* 1989; 16: 201-208.

78. Carrillo-de-Albornoz A, Figuero E, Herrera D, et al. Gingival changes during pregnancy: II. Influência das variações hormonais no biofilme subgengival. *J Clin Periodontol* 2010; 37: 230-240.

79. Chesnut CH 3rd, Skag A, Christiansen C, et al. Effects of oral ibandronate administered daily or intermittently on fracture risk in postmenopausal osteoporosis. *J Bone Miner Res* 2004; 19: 1241-1249.

80. Giannobile WV, Al-Shammari KF, Sarment DP. Matrix molecules and growth factors as indicators of periodontal disease activity. *Periodontol 2000* 2003; 31: 125-134.

81. Bullon P, Chandler L, Segura Egea JJ, et al. Osteocalcin in serum, saliva and gingival crevicular fluid: their relation with periodontal treatment outcome in postmenopausal women. *Med Oral Patol Oral Cir Bucal* 2007; 12: E193-7.

82. Golub LM, Lee HM, Stoner JA, et al. A doxiciclina em dose subantimicrobiana modula os biomarcadores do fluido crevicular gengival da periodontite em mulheres osteopénicas pós-menopáusicas. *J Periodontol* 2008; 79: 1409-1418.

83. Reinhardt RA, Payne JB, Maze CA, et al. Influência do estrogénio e da osteopenia/osteoporose na periodontite clínica em mulheres pós-menopáusicas. *J Periodontol* 1999; 70: 823-828.

84. Morishita M, Miyagi M, Iwamoto Y. Effects of sex hormones on production of interleukin-1 by human peripheral monocytes. *J Periodontol* 1999; 70: 757-760.

85. McCauley LK, Tözüm TF, Kozloff KM, et al. Transgenic models of metabolic bone disease: impact of estrogen recetor deficiency on skeletal metabolism. *Connect Tissue Res* 2003; 44 Suppl 1: 250-263.

86. Tözüm TF, Oppenlander ME, Koh-Paige AJ, et al. Effects of sex steroid recetor specificity in the regulation of skeletal metabolism. *Calcif Tissue Int* 2004; 75: 60-70.

87. Compston JE. Sex steroids and bone. *Physiol Rev* 2001; 81: 419-447.

88. Juul A. The effects of oestrogens on linear bone growth. *Hum Reprod Update* 2001; 7: 303-313.

89. Eriksen EF, Colvard DS, Berg NJ, et al. Evidence of estrogen receptors in normal human osteoblast-like cells. *Science* 1988; 241: 84-86.

90. Komm BS, Terpening CM, Benz DJ, et al. Ligação ao estrogénio, mRNA do recetor e resposta biológica em células de osteossarcoma semelhantes a osteoblastos. *Science* 1988; 241: 81-84.

91. Weinstein RL, Kelch RP, Jenner MR, et al. Secreção de androgénios e estrogénios não conjugados pelo testículo humano normal e anormal antes e depois da gonadotropina coriónica humana. *J Clin Invest* 1974; 53: 1-6.

92. Manson JD. *Periodontics for the Dental Practitioner: A Manual of Practical Periodontics*. Kimpton, 1970.

93. Lindhe J, Brånemark PI. Alterações na microcirculação após aplicação local de hormonas sexuais. *J Periodontal Res* 1967; 2: 185-193.

94. Lindhe J, Brånemark PI. Alterações na permeabilidade vascular após aplicação local de hormonas sexuais. *J Periodontal Res* 1967; 2: 259-265.

95. Hofmann R, Lehmer A, Braun J, et al. Activity of phagocytic granulocytes in patients with prostatic cancer. *Urol Res* 1986; 14: 327-330.

96. Ito I, Hayashi T, Yamada K, et al. Physiological concentration of estradiol inhibits polymorphonuclear leukocyte chemotaxis via a recetor mediated system. *Life Sci* 1995; 56: 2247-2253.

97. Josefsson E, Tarkowski A, Carlsten H. Anti-inflammatory properties of estrogen. I. Supressão in vivo da produção de leucócitos na medula óssea e redistribuição dos neutrófilos do sangue periférico. *Cell Immunol* 1992; 142: 67-78.

98. Gordon CM, LeBoff MS, Glowacki J. Adrenal and gonadal steroids inhibit IL-6 secretion by human marrow cells. *Cytokine* 2001; 16: 178-186.

99. Beagrie GS. Observations on cell biology of gingival tissues of mice. *Br Dent J* 1966; 121: 417-420.

100. ElAttar TM. Prostaglandin E2 in human gingiva in health and disease and its stimulation by female sex steroids. *Prostaglandins* 1976; 11: 331-341.

101. Ferris GM. Alteração das hormonas sexuais femininas: o seu efeito nos tecidos orais e no tratamento dentário. *Compêndio* 1993; 14: 1558-64, 1566; quiz 1571.

102. Chen TL, Aronow L, Feldman D. Glucocorticoid receptors and inhibition of bone cell growth in primary culture. *Endocrinology* 1977; 100: 619-628.

103. Tilakaratne A, Soory M. Androgen metabolism in response to oestradiol-17beta and progesterone in human gingival fibroblasts (HGF) in culture. *J Clin Periodontol* 1999; 26: 723-731.

104. Mealey BL, Moritz AJ. Influências hormonais: efeitos da diabetes mellitus e das hormonas esteróides sexuais femininas endógenas no periodonto. *Periodontol 2000* 2003; 32: 59-81.

105. Pack AR, Thomson ME. Effects of topical and systemic folic acid supplementation on gingivitis in pregnancy (Efeitos da suplementação tópica e sistémica de ácido fólico na gengivite durante a gravidez). *J Clin Periodontol* 1980; 7: 402-414.

106. Thomson ME, Pack AR. Effects of extended systemic and topical folate supplementation on gingivitis of pregnancy. *J Clin Periodontol* 1982; 9: 275-280.

107. Bord S, Horner A, Beavan S, et al. Estrogen Receptors α and β Are Differentially Expressed in Developing Human Bone1. *J Clin Endocrinol Metab* 2001; 86: 2309-2314.

108. Braidman IP, Hainey L, Batra G, et al. Localization of estrogen recetor beta protein expression in adult human bone (Localização da expressão da proteína do recetor beta de estrogénio no osso humano adulto). *J Bone Miner Res* 2001; 16: 214-220.

109. Crusodé de Souza M, Sasso-Cerri E, Cerri PS. Immunohistochemical detection of estrogen recetor beta in alveolar bone cells of estradiol-treated female rats: possible direct action of estrogen on osteoclast life span. *J Anat* 2009; 215: 673-681.

110. Manolagas SC. Birth and death of bone cells: basic regulatory mechanisms and implications for the pathogenesis and treatment of osteoporosis. *Endocr Rev* 2000; 21: 115-137.

111. Florencio-Silva R, Sasso GRS, Sasso-Cerri E, et al. Efeitos do status de estrogênio na autofagia de osteócitos e sua relação com a viabilidade de osteócitos no processo alveolar de ratos ovariectomizados. *Biomed Pharmacother* 2018; 98: 406-415.

112. Manolagas SC, O'Brien CA, Almeida M. O papel dos receptores de estrogénio e androgénio na saúde e doença óssea. *Nat Rev Endocrinol* 2013; 9: 699-712.

113. Riggs BL. The mechanisms of estrogen regulation of bone resorption. *J Clin Invest* 2000; 106: 1203-1204.

114. Scheidt-Nave C, Bismar H, Leidig-Bruckner G, et al. A interleucina 6 sérica é um importante fator de previsão da perda óssea em mulheres especificamente na primeira década após a menopausa. *J Clin Endocrinol Metab* 2001; 86: 2032-2042.

115. Feng W, Guo J, Li M. Modulação independente de RANKL da osteoclastogénese. *J Oral Biosci* 2019; 61: 16-21.

116. Barbour KE, Lui L-Y, Ensrud KE, et al. Marcadores inflamatórios e risco de fratura da anca em mulheres brancas mais velhas: o estudo de fracturas osteoporóticas. *J Bone Miner Res* 2014; 29: 2057-2064.

117. Eminov E, Hortu I, Akman L, et al. Exenatide preserva a microarquitetura óssea trabecular no modelo experimental de ratos ovariectomizados. *Arch Gynecol Obstet* 2018; 297: 1587-1593.

118. Delgobo M, Agnes JP, Gonçalves RM, et al. A N-acetilcisteína e o ácido alfa-lipóico melhoram as defesas antioxidantes e diminuem o estresse oxidativo, a inflamação e os níveis séricos de lipídios em ratas ovariectomizadas por meio de mecanismos independentes de estrogênio. *J Nutr Biochem* 2019; 67: 190-200.

119. Johnston BD, Ward WE. O rato ovariectomizado como modelo para estudar a perda óssea alveolar em mulheres na pós-menopausa. *Biomed Res Int* 2015; 2015: 635023.

120. Tanaka R, Tanaka T, Yeung AWK, et al. Índices radiomorfométricos mandibulares e perda dentária como preditores do risco de osteoporose usando radiografias panorâmicas. *Saúde Oral Prev Dent* 2020; 18: 773-782.

121. Grover CM, More VP, Singh N, et al. Relação entre hormonas e saúde oral na meia-idade das mulheres: A comprehensive review. *J Int Soc Prev Community Dent* 2014; 4: S5-S10.

122. Golub LM, Payne JB, Reinhardt RA, et al. Podem as Doenças Sistémicas Co-induzir (e não apenas Exacerbar) a Periodontite? A Hypothetical 'Two-hit' Model. *J Dent Res* 2006; 85: 102-105.

123. Jonasson G, Skoglund I, Rythén M. The rise and fall of the alveolar process: Dependência dos dentes e aspectos metabólicos. *Arch Oral Biol* 2018; 96: 195-200.

124. Singh P, Gupta ND, Bey A, et al. TNF-alfa salivar: A potential marker of periodontal destruction. *J Indian Soc Periodontol* 2014; 18: 306-310.

125. Marjanovic EJ, Southern HN, Coates P, et al. Os pacientes com osteoporose têm uma prevalência aumentada de doença periodontal? Um estudo transversal. *Osteoporos Int* 2013; 24: 1973-1979.

126. Jang K-M, Cho K-H, Lee S-H, et al. Tooth loss and bone mineral density in postmenopausal South Korean women: The 2008-2010 Korea

National Health and Nutrition Examination Survey. *Maturitas* 2015; 82: 360-364.

127. Juluri R, Prashanth E, Gopalakrishnan D, et al. Association of Postmenopausal Osteoporosis and Periodontal Disease: A Double-Blind Case-Control Study. *J Int Oral Health* 2015; 7: 119-123.

128. Ibrahim SF, Shuid AN, Chin KY. *Nutraceuticals modulation for oxidative stress in disease and health (Modulação nutracêutica do stress oxidativo na doença e na saúde*). Frontiers Media SA, 2023.

129. Barbato L, Francioni E, Bianchi M, et al. Periodontite e metabolismo ósseo. *Clin Cases Miner Bone Metab* 2015; 12: 174-177.

130. Inchingolo F, Martelli FS, Gargiulo Isacco C, et al. Periodontite Crónica e Imunidade, Rumo à Implementação de uma Medicina Personalizada: Uma pesquisa translacional sobre polimorfismos de nucleotídeo único de genes (SNPs) ligados à disbiose oral crônica em 96 pacientes caucasianos. *Biomedicinas* 2020; 8: 115.

131. Painel de Desenvolvimento de Consenso do NIH sobre Prevenção, Diagnóstico e Terapia da Osteoporose. Osteoporosis prevention, diagnosis, and therapy (Prevenção, diagnóstico e terapia da osteoporose). *JAMA* 2001; 285: 785-795.

132. Sheng Z-F, Cheng X, Wang X. *Assessment of Osteoporotic Fractures and Risk Prediction (Avaliação de fracturas osteoporóticas e previsão de riscos*). Frontiers Media SA, 2023.

133. Paster BJ, Boches SK, Galvin JL, et al. Diversidade bacteriana na placa subgengival humana. *J Bacteriol* 2001; 183: 3770-3783.

134. Xiao W, Li S, Pacios S, et al. Bone Remodeling Under Pathological Conditions (Remodelação óssea em condições patológicas). *Front Oral Biol* 2016; 18: 17-27.

135. Bui FQ, Almeida-da-Silva CLC, Huynh B, et al. Associação entre patógenos periodontais e doença sistêmica. *Biomed J* 2019; 42: 27-35.

136. Byun SH, Min C, Park IS, et al. Increased Risk of Chronic Periodontitis in Chronic Rhinosinusitis Patients: A Longitudinal Follow-Up Study Using a National Health-Screening Cohort. *J Clin Med Res*; 9. Epub antes da impressão 19 de abril de 2020. DOI: 10.3390/jcm9041170.

137. Bandeira L, Bilezikian JP. Novas terapias para osteoporose pós-menopausa. *Endocrinol Metab Clin North Am* 2017; 46: 207-219.

138. Arora M, Weuve J, Schwartz J, et al. Association of environmental cadmium exposure with periodontal disease in U.S. adults. *Environ Health Perspect* 2009; 117: 739-744.

139. Wright NC, Looker AC, Saag KG, et al. A recente prevalência de osteoporose e baixa massa óssea nos Estados Unidos com base na densidade mineral óssea no colo do fémur ou na coluna lombar. *J Bone Miner Res* 2014; 29: 2520-2526.

140. Lin Y-C, Pan W-H. Densidade mineral óssea em adultos em Taiwan: resultados do Inquérito sobre Nutrição e Saúde em Taiwan 2005-2008 (NAHSIT 2005-2008). *Asia Pac J Clin Nutr* 2011; 20: 283-291.

141. Conferência de desenvolvimento de consenso: diagnóstico, profilaxia e tratamento da osteoporose. *Am J Med* 1993; 94: 646-650.

142. Ethgen O, Hiligsmann M, Burlet N, et al. Impacto na saúde pública e custo-eficácia dos produtos lácteos suplementados com vitamina D na prevenção de fracturas osteoporóticas. *Arch Public Health* 2015; 73: 48.

143. Kanis JA, McCloskey EV, Johansson H, et al. Uma norma de referência para a descrição da osteoporose. *Bone* 2008; 42: 467-475.

144. Leslie WD, Shevroja E, Johansson H, et al. Ajuste do escore T equivalente ao risco para usar o escore ósseo trabecular da coluna lombar (TBS): o registro Manitoba BMD. *Osteoporos Int* 2018; 29: 751-758.

145. Marshall D, Johnell O, Wedel H. Meta-analysis of how well measures of bone mineral density predict occurrence of osteoporotic fractures. *BMJ* 1996; 312: 1254-1259.

146. El Maghraoui A, Roux C. DXA scanning in clinical practice. *QJM* 2008; 101: 605-617.

147. Alarkawi D, Bliuc D, Nguyen TV, et al. Contribuição da DMO da coluna lombar para o risco de fratura em indivíduos com discordância de pontuação T. *J Bone Miner Res* 2015; 31: 274-280.

148. Manolagas SC. A busca por mecanismos de osteoporose e terapias racionais: até onde chegamos, quanto mais precisamos ir. *J Bone Miner Res* 2018; 33: 371-385.

149. Ayed MS, Alsharif AF, Divakar DD, et al. Avaliação da possível associação entre a osteoporose sistémica e a progressão da doença periodontal em mulheres pós-menopáusicas. *Dis Mon* 2019; 65: 193-215.

150. Albandar JM, Susin C, Hughes FJ. Manifestações de doenças sistémicas e condições que afectam o aparelho de fixação periodontal: Definições de casos e considerações de diagnóstico. *J Periodontol* 2018; 89 Suppl 1: S183-S203.

151. Guiglia R, Di Fede O, Lo Russo L, et al. Osteoporose, ossos maxilares e doença periodontal. *Med Oral Patol Oral Cir Bucal* 2013; 18: e93-9.

152. Payne JB, Reinhardt RA, Nummikoski PV, et al. Perda óssea alveolar longitudinal em mulheres pós-menopáusicas osteoporóticas/osteopénicas. *Osteoporos Int* 1999; 10: 34-40.

153. Lohana M, Suragimath G, Abbayya K, et al. Um Estudo para Avaliar e Correlacionar Osteoporose e Periodontite em População Selecionada de Maharashtra. *J Clin Diagn Res* 2015; 9: ZC46-50.

154. Tezal M, Wactawski-Wende J, Grossi SG, et al. A relação entre a densidade mineral óssea e a periodontite em mulheres pós-menopáusicas. *J Periodontol* 2000; 71: 1492-1498.

155. Lundström A, Jendle J, Stenström B, et al. Condições periodontais em mulheres de 70 anos com osteoporose. *Swed Dent J* 2001; 25: 89-96.

156. Elders P, Habets LLM, Netelenbos JC, et al. The relation between periodontitis and systemic bone mass in women between 46 and 55 years of age. *J Clin Periodontol* 1992; 19: 492-496.

157. Hernández-Vigueras S, Martínez-Garriga B, Sánchez MC, et al. Oral Microbiota, Periodontal Status, and Osteoporosis in Postmenopausal Females. *J Periodontol* 2016; 87: 124-133.

158. Ronderos M, Jacobs DR, Himes JH, et al. Associações da doença periodontal com a densidade mineral óssea do fémur e a terapia de substituição de estrogénios: avaliação transversal de adultos americanos do NHANES III. *J Clin Periodontol* 2000; 27: 778-786.

159. Brennan RM, Genco RJ, Hovey KM, et al. Perda de inserção clínica, densidade óssea sistémica e cálculo subgengival em mulheres pós-menopáusicas. *J Periodontol* 2007; 78: 2104-2111.

160. Huang Y-F, Chang C-T, Liu S-P, et al. The Impact of Oral Hygiene Maintenance on the Association Between Periodontitis and Osteoporosis: A Nationwide Population-Based Cross Sectional Study. *Medicine* 2016; 95: e2348.

161. Passos-Soares J de S, Vianna MIP, Gomes-Filho IS, et al. Associação entre o tratamento da osteoporose e a periodontite severa em mulheres na pós-menopausa. *Menopause* 2017; 24: 789-795.

162. Penoni DC, Torres SR, Farias MLF, et al. Associação da osteoporose e medicação óssea com a condição periodontal em mulheres idosas. *Osteoporos Int* 2016; 27: 1887-1896.

163. Wactawski-Wende J. Doenças periodontais e osteoporose: associação e mecanismos. *Ann Periodontol* 2001; 6: 197-208.

164. Ershler WB, Keller ET. Age-associated increased interleukin-6 gene expression, late-life diseases, and frailty. *Annu Rev Med* 2000; 51: 245-270.

165. Payne JB, Reinhardt RA, Nummikoski PV, et al. A associação do consumo de cigarros com a perda óssea alveolar em mulheres pós-menopáusicas. *J Clin Periodontol* 2000; 27: 658-664.

166. Hormonas esteróides sexuais e dinâmica celular no periodonto, https://journals.sagepub.com/doi/abs/10.1177/10454411940050010201.

167. Mealey BL, Moritz AJ. Influências hormonais: efeitos da diabetes mellitus e das hormonas esteróides sexuais femininas endógenas no periodonto. Periodontol 2003; 32: 59-81.

168. Mariotti AJ. O estrogénio e a matriz extracelular influenciam a proliferação de fibroblastos gengivais humanos e a produção de proteínas. *J Periodontol* 2005; 76: 1391-1397.

169. Tecidos periodontais e hormonas sexuais. Efeitos das hormonas sexuais no metabolismo dos fibroblastos derivados do ligamento periodontal, https://europepmc.org/article/med/2637909.

170. Liu SH, Al-Shaikh RA, Panossian V, et al. O estrogénio afecta o metabolismo celular do ligamento cruzado anterior. A potential explanation for female athletic injury. *Am J Sports Med* 1997; 25: 704-709.

171. Yu WD, Panossian V, Hatch JD, et al. Efeitos combinados do estrogénio e da progesterona no ligamento cruzado anterior. *Clin Orthop Relat Res* 2001; 383: 268.

172. Prill HJ, Götz F. Blood flow in the myometrium and endometrium of the uterus. *Am J Obstet Gynecol*,

https://www.sciencedirect.com/science/article/pii/S0002937816361026 (1961).

173. Lindhe J, Hamp SE, Löe H. Doença periodontal induzida por placa bacteriana em cães beagle. Um estudo clínico, roentgenográfico e histométrico de 4 anos. *J Periodontal Res* 1975; 10: 243-255.

174. Huber SA, Kupperman J, Newell MK. O estradiol previne e a testosterona promove a apoptose dependente de Fas nas células CD4+ Th2, alterando a expressão de Bcl 2. *Lupus* 1999; 8: 384-387.

175. Olsen NJ, Kovacs WJ. Gonadal steroids and immunity. *Endocr Rev* 1996; 17: 369-384.

176. Miyagi M, Aoyama H, Morishita M, et al. Effects of sex hormones on chemotaxis of human peripheral polymorphonuclear leukocytes and monocytes. *J Periodontol* 1992; 63: 28-32.

177. Tabibzadeh SS, Santhanam U, Sehgal PB, et al. Cytokine-induced production of IFN-beta 2/IL-6 by freshly explanted human endometrial stromal cells. Modulação por estradiol-17 beta. *J Immunol* 1989; 142: 3134-3139.

178. Lapp CA, Thomas ME, Lewis JB. Modulação pela progesterona da produção de interleucina-6 por fibroblastos gengivais. *J Periodontol* 1995; 66: 279-284.

179. Keijser BJF, Zaura E, Huse SM, et al. Análise de pirosequenciação da microflora oral de adultos saudáveis. *J Dent Res* 2008; 87: 1016-1020.

180. Fischer CC, Persson RE, Persson GR. Influência do ciclo menstrual na flora microbiana oral das mulheres: um estudo de caso-controlo que inclui homens como sujeitos de controlo. *J Periodontol* 2008; 79: 1966-1973.

181. Soory M. Bacterial steroidogenesis by periodontal pathogens and the effect of bacterial enzymes on steroid conversions by human gingival fibroblasts in culture. *J Periodontal Res* 1995; 30: 124-131.

182. Soory M. Targets for steroid hormone mediated actions of periodontal pathogens, cytokines and therapeutic agents: some implications on tissue turnover in the periodontium. *Curr Drug Targets* 2000; 1: 309-325.

183. Soory M, Ahmad S. 5α-reductase activity in human gingiva and gingival fibroblasts in response to bacterial culture supernatants, using [14C] 4-androstenedione as substrate. *Arch Oral Biol* 1997; 42: 255-262.

184. Falconer C, Ekman-Ordeberg G, Ulmsten U, et al. Changes in paraurethral connective tissue at menopause are counteracted by estrogen. *Maturitas* 1996; 24: 197-204.

185. Koller F, Palsson BØ, Masters J. *Primary Mesenchymal Cells*. Springer Science & Business Media, 2001.

186. Zachariasen RD. The effect of elevated ovarian hormones on periodontal health: oral contraceptives and pregnancy (O efeito de hormonas ováricas elevadas na saúde periodontal: contraceptivos orais e gravidez). *Women Health* 1993; 20: 21-30.

187. López-Marcos JF, García-Valle S, García-Iglesias AA. Aspectos periodontais em mulheres na menopausa submetidas a terapia de substituição hormonal. *Med Oral Patol Oral Cir Bucal* 2005; 10: 132-141.

188. Taichman LS, Sohn W, Kolenic G, et al. Utilização de acetato de medroxiprogesterona de depósito e saúde periodontal em mulheres norte-americanas de 15 a 44 anos. *J Periodontol* 2012; 83: 1008-1017.

189. Han K, Ko Y, Park Y-G, et al. Associações entre o número de dentes naturais em mulheres pós-menopáusicas e a terapia de substituição hormonal. *Maturitas* 2016; 94: 125-130.

190. Kalervo Väänänen H, Härkönen PL. Estrogénio e metabolismo ósseo. *Maturitas* 1996; 23: S65-S69.

191. Liang L, Yu J-F, Wang Y, et al. O estrogénio regula a expressão de osteoprotegerina e RANKL em células do ligamento periodontal humano através do recetor de estrogénio beta. *J Periodontol* 2008; 79: 1745-1751.

192. Weitzmann MN, Pacifici R. Estrogen regulation of immune cell bone interactions. *Ann N Y Acad Sci* 2006; 1068: 256-274.

193. Reddy MS, Geurs NC, Gunsolley JC. Modulação do hospedeiro periodontal com agentes antiproteinase, anti-inflamatórios e poupadores de osso. Uma revisão sistemática. *Ann Periodontol* 2003; 8: 12-37.

194. Tenenbaum HC, Shelemay A, Girard B, et al. Bisfosfonatos e periodontia: potenciais aplicações para a regulação da massa óssea no periodonto e outras utilizações terapêuticas/diagnósticas. *J Periodontol* 2002; 73: 813-822.

195. Lane N, Armitage GC, Loomer P, et al. A terapia com bisfosfonatos melhora o resultado do tratamento periodontal convencional: resultados de um estudo de 12 meses, aleatório e controlado por placebo. *J Periodontol* 2005; 76: 1113-1122.

196. Rocha ML, Malacara JM, Sánchez-Marin FJ, et al. Effect of alendronate on periodontal disease in postmenopausal women: a randomized placebo-controlled trial. *J Periodontol* 2004; 75: 1579-1585.

197. Palomo L, Bissada NF, Liu J. Avaliação periodontal de mulheres pós-menopáusicas a receber risedronato. *Menopause* 2005; 12: 685-690.

198. Palomo L, Liu J, Bissada NF. Doenças ósseas esqueléticas com impacto no periodonto: uma revisão da terapia com bisfosfonatos. *Expert Opin Pharmacother* 2007; 8: 309-315.

199. Kimmel DB, Slovik DM, Lane NE. Current and investigational approaches for reversing established osteoporosis. *Rheum Dis Clin North Am* 1994; 20: 735-758.

200. Whitehead M, Lobo R. PROGESTAGEN USE IN POSTMENOPAUSAL WOMEN. *Lancet* 1988; 332: 1243-1244.

201. Volpe A, Lucenti V, Forabosco A, et al. Desconforto oral e terapia de substituição hormonal na pós-menopausa. *Maturitas* 1991; 13: 1-5.

202. Forabosco A, Criscuolo M, Coukos G, et al. Eficácia da terapia de substituição hormonal em mulheres pós-menopáusicas com desconforto oral. *Oral Surg Oral Med Oral Pathol* 1992; 73: 570-574.

203. Aufdemorte TB, Sheridan PJ. Captação nuclear de esteróides sexuais na gengiva do babuíno. *J Periodontol* 1981; 52: 430-434.

204. Nanba H, Nomura Y, Kinoshita M, et al. Tecidos periodontais e hormonas sexuais. Efeitos das hormonas sexuais no metabolismo dos fibroblastos derivados do ligamento periodontal. *Nihon Shishubyo Gakkai Kaishi* 1989; 31: 166-175.

205. [Sem título], https://www.researchgate.net/profile/Kanakam-Elizabeth-Thomas/publication/312498436_PREVALENCE_OF_CHRONIC_PERIODONTITIS_AMONG_POST_MENOPAUSAL_WOMENHORMONE_REPLACEMENT_THERAPY_A_REMEDY/links/587f8a84a6fdccc5f7849f28/PREVALENCE-OF-CHRONIC-PERIODONTITIS-AMONG-POST-MENOPAUSAL-WOMENHORMONE-REPLACEMENT-THERAPY-A-REMEDY.pdf (acedido em 12 de março de 2024).

206. Reinhardt R, Masada MP, Payne J, et al. Níveis de IL-1 beta e IL-6 no fluido gengival na menopausa. *J Clin Periodontol* 1994; 21: 22-25.

207. Plancak D, Vizner B, Jorgić-Srdjak K, et al. Estado endocrinológico de pacientes com doença periodontal. *Coll Antropol* 1998; 22 Suppl: 51-55.

208. Allen IE, Monroe M, Connelly J, et al. Effect of postmenopausal hormone replacement therapy on dental outcomes: systematic review of the literature and pharmacoeconomic analysis. *Manag Care Interface* 2000; 13: 93-99.

209. Morishita M, Yamamura T, Shimazu A, et al. O estradiol aumenta a produção de nódulos mineralizados por células do ligamento periodontal humano. *J Clin Periodontol* 1999; 26: 748-751.

210. Payne JB, Zachs NR, Reinhardt RA, et al. A associação entre o estado de estrogénio e as alterações da densidade óssea alveolar em mulheres pós-menopáusicas com história de periodontite. *J Periodontol* 1997; 68: 24-31.

211. Civitelli R, Pilgram TK, Dotson M. Alveolar and postcranial bone density in postmenopausal women receiving hormone/estrogen replacement therapy: a randomized, double-blind, placebo-controlled .... *Arch Intern Med*, https://jamanetwork.com/journals/jamainternalmedicine/article-abstract/211705 (2002).

212. Albandar JM, Kingman A. Gingival recession, gingival bleeding, and dental calculus in adults 30 years of age and older in the United States, 1988-1994. *J Periodontol* 1999; 70: 30-43.

213. Norderyd OM, Grossi SG, Machtei EE, et al. Estado periodontal das mulheres que tomam suplementos de estrogénio na pós-menopausa. *J Periodontol* 1993; 64: 957-962.

214. Jacobs R, Ghyselen J, Koninckx P, et al. Avaliação da massa óssea a longo prazo da mandíbula e da coluna lombar num grupo de mulheres que recebem terapia de substituição hormonal. *Eur J Oral Sci* 1996; 104: 10-16.

215. Meisel P, Reifenberger J, Haase R, et al. As mulheres são periodontalmente mais saudáveis do que os homens, mas porque é que não têm mais dentes do que os homens? *Menopause* 2008; 15: 270-275.

216. Pacifici R. Editorial: Cytokines, Estrogen, and Postmenopausal Osteoporosis-The Second Decade (Citocinas, Estrogénio e Osteoporose Pós-Menopausa - A Segunda Década). *Endocrinology* 1998; 139: 2659-2661.

217. Pacifici R. Is there a causal role for IL-1 in postmenopausal bone loss? *Calcif Tissue Int* 1992; 50: 295-299.

218. Girasole G, Jilka RL, Passeri G, et al. 17 beta-estradiol inibe a produção de interleucina-6 por células estromais derivadas da medula óssea e osteoblastos in vitro: um mecanismo potencial para o efeito anti-osteoporótico dos estrogénios. *J Clin Invest* 1992; 89: 883-891.

219. Pacifici R, Brown C, Puscheck E, et al. Effect of surgical menopause and estrogen replacement on cytokine release from human blood mononuclear cells. *Proc Natl Acad Sci U S A* 1991; 88: 5134-5138.

220. Rm B. Bacterial species in subgingival plaque and oral bone loss in postmenopausal woman. *J Periodontol*, https://cir.nii.ac.jp/crid/1574231875936899200 (2007).

221. Tezal M, Wactawski-Wende J, Grossi SG, et al. Doença periodontal e a incidência de perda dentária em mulheres pós-menopáusicas. *J Periodontol* 2005; 76: 1123-1128.

222. Buencamino MCA, Palomo L, Thacker HL. How menopause affects oral health, and what we can do about it. *Cleve Clin J Med* 2009; 76: 467-475.

223. [Sem título], https://www.researchgate.net/profile/Francesca-Pezzetta-2/publication/38062387_Menopause_vitamin_D_and_oral_health_AUGUST_2009/links/546e71570cf2b5fc17607712/Menopause-vitamin-D-and-oral-health-AUGUST-2009.pdf (acedido em 11 de março de 2024).

224. Tarkkila L, Linna M, Tiitinen A, et al. Oral symptoms at menopause-the role of hormone replacement therapy. *Oral Surgery, Oral Medicine, Oral Pathology, Oral Radiology, and Endodontology* 2001; 92: 276-280.

225. Leimola-Virtanen R, Helenius H, Laine M. Hormone replacement therapy and some salivary antimicrobial factors in post- and perimenopausal women. *Maturitas* 1997; 27: 145-151.

226. Eliasson L, Carlén A, Laine M, et al. Glândula menor e saliva total em mulheres pós-menopáusicas que utilizam um estrogénio de baixa potência (estriol). *Arch Oral Biol* 2003; 48: 511-517.

227. Yalçin F, Gurgan S, Gurgan T. The effect of menopause, hormone replacement therapy (HRT), alendronate (ALN), and calcium supplements on saliva. *J Contemp Dent Pract* 2005; 6: 10-17.

228. Taguchi A, Sanada M, Suei Y, et al. Effect of estrogen use on tooth retention, oral bone height, and oral bone porosity in Japanese postmenopausal women. *Menopause* 2004; 11: 556-562.

229. Tarkkila L, Kari K, Furuholm J, et al. Periodontal disease-associated micro-organisms in peri-menopausal and post-menopausal women using or not using hormone replacement therapy. Um estudo de acompanhamento de dois anos. *BMC Oral Health* 2010; 10: 10.

230. Giuca MR, Carli E, Pasini M, et al. Avaliação da eficácia do estrogénio e da fitoterapia nas alterações da cavidade oral de mulheres na menopausa. *Minerva Ginecol* 2009; 61: 13-22.

231. Sharath KS, Singhal R, Thomas B. Prevalência de Periodontite em Mulheres na Pós-Menopausa na zona rural de Dakshina Kannada. *Jornal da Associação Indiana de Odontologia de Saúde Pública* 2011; 9: S574.

232. Bhardwaj A, Bhardwaj SV. Effect of menopause on women's periodontium (Efeito da menopausa no periodonto das mulheres). *J Midlife Health* 2012; 3: 5-9.

233. Zulkeple HT, Zahuri MK, Ridzuan TF, et al. O efeito da menopausa na periodontite crónica, http://www.jidmr.com/journal/DENTISTRY/2016/vol9_no1/9_D16_287_Ghasak_Ghazi_Faisal.pdf (2016).

234. Deepa D, Jain G. Assessment of periodontal health status in postmenopausal women visiting dental hospital from in and around Meerut city: Cross-sectional observational study. *J Midlife Health* 2016; 7: 175-179.

235. Al Habashneh R, Azar W, Shaweesh A, et al. A relação entre o índice de massa corporal e a periodontite em mulheres na pós-menopausa. *Obes Res Clin Pract* 2016; 10: 15-23.

236. Goyal L, Goyal T, Gupta ND. Osteoporosis and Periodontitis in Postmenopausal Women: Uma Revisão Sistemática. *J Midlife Health* 2017; 8: 151-158.

237. Wulandari P, Lelyati S, Tadjoedin F, et al. A relação entre os níveis de estrogénio e o estado periodontal em mulheres pós-menopáusicas. *Journal of International Dental and Medical Research* 2017; 10: 657-662.

238. Sophia K, Suresh S, Sudhakar U, et al. Análise comparativa da fosfatase alcalina salivar em mulheres na pós-menopausa com e sem periodontite. *J Clin Diagn Res* 2017; 11: ZC122-ZC124.

239. [Sem título], https://www.researchgate.net/profile/Malvika-Singh-8/publication/330392929_Periodontal_status_in_pre-_and_post-menopausal_women_A_review/links/5f8ee7a7a6fdccfd7b6eca06/Periodontal-status-in-pre-and-post-menopausal-women-A-review.pdf (acedido em 3 de abril de 2024).

240. Arias-Herrera S, Bascones-Ilundian C, Bascones-Martínez A. Diferença na expressão de mediadores inflamatórios no fluido crevicular gengival em pacientes na pós-menopausa com periodontite crônica com e sem terapia hormonal na menopausa. *Eur J Obstet Gynecol Reprod Biol X* 2019; 3: 100021.

241. Dabhi RK, Mathur A, Shetty N, et al. Efeito da menopausa no periodonto - existe uma ligação? *J Nepal Soc Periodontol Oral*

Implantol. Epub ahead of print 20 de setembro de 2019. DOI: 10.3126/jnspoi.v3i1.24822.

242. Prasanna JS, Sumadhura C. Análise bioquímica de três fluidos biológicos e sua resposta à terapia periodontal não cirúrgica em mulheres na pré e pós-menopausa com periodontite. *J Menopausal Med* 2019; 25: 149-157.

243. Thanakun S, Pornprasertsuk-Damrongsri S, Na Mahasarakham CP, et al. Aumento da Osteocalcina Plasmática, Doença Oral e Densidade Óssea Mandibular Alterada em Mulheres na Pós-Menopausa. *Int J Dent* 2019; 2019: 3715127.

244. Rajasekar A, Professor Sénior, Departamento de Periodontia, Faculdade de Medicina Dentária e Hospitais Saveetha, Instituto Saveetha de Ciências Médicas e Técnicas, Universidade Saveetha, Chennai, 600077, Índia. Avaliação do estado periodontal em mulheres pós-menopáusicas: Um estudo retrospetivo. *Int J Dent Oral Sci* 2020; 1063-1066.

245. Mazur I, Dilbarkhanov B, Kuracha X, et al. Estado periodontal e metabolismo ósseo em mulheres nos períodos reprodutivo e pós-menopausa. *Horm Mol Biol Clin Investig*; 41. Epub ahead of print 3 de agosto de 2020. DOI: 10.1515/hmbci-2020-0011.

246. Joseph B, Javali MA, Khader MA, et al. Osteocalcina Salivar como Potencial Marcador de Diagnóstico da Destruição Óssea Periodontal entre os Fumadores. *Biomolecules*; 10. Epub ahead of print 1 de março de 2020. DOI: 10.3390/biom10030380.

247. Agrawal R, Ahmed H, Soorgani N, et al. Assessment of Periodontal Status in Pre- and Postmenopausal Women with Chronic Periodontitis: A Cross-Sectional Study. *J Pharm Bioallied Sci* 2021; 13: S997-S999.

248. A PREVALÊNCIA DE DOENÇA PERIODONTAL EM MULHERES PÓS-MENOPÁUSICAS COM OSTEOPOROSE, https://www.rjor.ro/wp-content/uploads/2022/04/THE-PREVALENCE-

OF-PERIODONTAL-DISEASE-IN-POSTMENOPAUSAL-WOMEN-WITH-OSTEOPOROSIS.pdf.

249. Jayusman P, Nasruddin NS, Baharin B, et al. Visão geral sobre osteoporose pós-menopausa e periodontite: O potencial terapêutico dos fitoestrogénios contra a perda óssea alveolar. *Front Pharmacol*; 14. Epub ahead of print 23 de fevereiro de 2023. DOI: 10.3389/fphar.2023.1120457.

250. Lieff S, Boggess KA, Murtha AP, et al. The oral conditions and pregnancy study: periodontal status of a cohort of pregnant women. *J Periodontol* 2004; 75: 116-126.

251. Golub LM, Elburki MS, Walker C, et al. Formulações não antibacterianas de tetraciclina: moduladores do hospedeiro no tratamento da periodontite e doenças sistémicas relevantes. *Int Dent J* 2016; 66: 127-135.

252. Cekici A, Kantarci A, Hasturk H, et al. Vias inflamatórias e imunitárias na patogénese da doença periodontal. *Periodontol 2000* 2014; 64: 57-80.

253. Grossi SG, Zambon JJ, Ho AW, et al. Avaliação do risco de doença periodontal. I. Indicadores de risco para perda de inserção. *J Periodontol* 1994; 65: 260-267.

254. Al-Juboury A. Khulood AA-sañ, BD s., Msc. *iasj.net*, https://www.iasj.net/iasj/download/9dae08f2df9ce8d7.

255. Suzuki T, Nakata T, Miki Y, et al. Estrogénio sulfotransferase e esteroide sulfatase no carcinoma da mama humano. *Cancer Res* 2003; 63: 2762-2770.

256. Gurevich M, KazakovaN. N. Revisão da literatura sobre a eficácia do tratamento e prevenção da periodontite generalizada em mulheres no período da menopausa, https://cajmns.centralasianstudies.org/index.php/CAJMNS/article/view/1336.

257. Zorina OA, Kulakov AA, Boriskina OA, et al. Relação entre os representantes patogénicos da microbiocenose das bolsas periodontais em pacientes com periodontite com diferentes graus de gravidade. *Ata Naturae* 2011; 3: 99-102.

258. Mishra R, Haider K, Rizwan R, et al. Avaliação do efeito da menopausa na saliva e no estado de saúde oral. *J Pharm Bioallied Sci* 2021; 13: S1535-S1537.

259. Tebloeva LM, Revazova ZE, Fabrikant KG, et al. Diferenças na resposta imunitária a Porphyromonas gingivalis. *J Contemp Dent Pract* 2014; 15: 573-575.

260. Grodstein F, Martinez ME, Platz EA, et al. Postmenopausal hormone use and risk for colorectal cancer and adenoma. *Ann Intern Med* 1998; 128: 705-712.

261. Scardina GA, Messina P. Boa saúde oral e dieta. *J Biomed Biotechnol* 2012; 2012: 720692.

262. Frost HM. *The Laws of Bone Structure*. C.C. Thomas, 1964.

263.[Sem título], https://www.researchgate.net/profile/Mariza-Matsumoto/publication/305223133_Bone_Tissue_Healing_Dynamics_From_damage_to_reconstruction/links/5785834208aef321de2a9b52/Bone-Tissue-Healing-Dynamics-From-damage-to-reconstruction.pdf (acedido em 3 de abril de 2024).

264. Yamakawa N, Fujimoto M, Kawabata D, et al. Uma caraterização clínica, patológica e genética de distúrbios linfoproliferativos associados ao metotrexato. *J Rheumatol* 2014; 41: 293-299.

265. Boyce BF, Xing L. A via RANKL/RANK/OPG. *Curr Osteoporos Rep* 2007; 5: 98-104.

266. Smetnik VP, Smetnik AA. Estrogeny i kostnaya tkan'. *Pharmateca*, https://bioethicsjournal.ru/2073-4034/article/view/282246 (2013).

267. Dmitrieva LA, Mkrtumian AM, Atrushkevich VG. Densidade óssea mineral e estado de troca mineral em pacientes com periodontite crónica generalizada. *Stomatologiia* 2009; 88: 24-28.

268. Martínez-Maestre MÁ, González-Cejudo C, Machuca G, et al. Periodontite e osteoporose: uma revisão sistemática. *Climatério* 2010; 13: 523-529.

269. Redina OE, Amstislavsky SYa, Maksimovsky LF. Induction of superovulation in DD mice at different stages of the oestrous cycle (Indução de superovulação em ratinhos DD em diferentes fases do ciclo éstrico). *J Reprod Fertil* 1994; 102: 263-267.

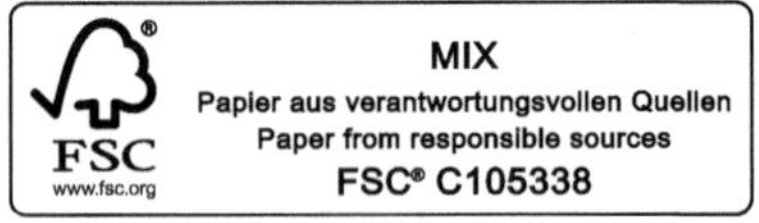

Printed by Books on Demand GmbH, Norderstedt / Germany